PSOAS Training für Zuhause

*Wie Sie Ihren Lendenmuskel effektiv stärken,
um ganzheitliche Gesundheit zu erfahren und Rückenschmerzen
& Verspannungen vorzubeugen*

Moritz Engberts

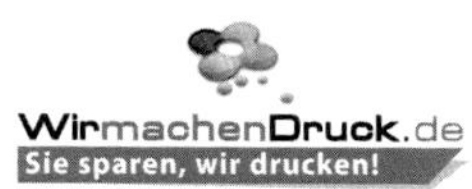

ISBN: 978-3969304129

Email: info@edition-lunerion.de
www.edition-lunerion.de

Psiana eCom UG
Berumer Str. 44
26844 Jemgum

INHALT

Vorwort

Zwickt's im Rücken, leiden Sie unter Stresssymptomen oder gar Verdauungsbeschwerden – und das alles, obwohl Sie eigentlich gar nicht wissen, woher die diffusen Leiden kommen? Dann gibt es einen Verdächtigen, den Sie möglicherweise noch gar nicht auf dem Schirm haben: Ihren Psoas-Muskel. Denn wenn diese gut versteckte Gleichgewichtszentrale außer Balance gerät, können sich unterschiedlichste Beschwerden entwickeln – doch zum Glück lässt sich dem kinderleicht entgegenwirken! Wie das zuverlässig und langfristig klappt, zeigt Ihnen nun dieser Ratgeber. Als Verbindung zwischen Ober- und Unterkörper sowie zentralem Stabilitätselement kommt der Psoas-Muskelgruppe eine entscheidende Bedeutung zu, die leider im Alltag oft vernachlässigt wird. Hüfte beugen, Oberschenkel heben, Treppe steigen, Fahrrad fahren oder Zwerchfellatmung – ohne Psoas geht es nicht. Einseitige Belastung, Verkürzung oder Schwächung durch sitzenden Lebensstil oder übermäßige Anspannung können deshalb zu vielfältigen Symptomen fühlen, die von Rückenschmerzen über Bewegungseinschränkungen bis hin zu seelischen Belastungen reichen. Kommt Ihnen bekannt vor? Dann ist es höchste Zeit, diesen Allrounder ins Zentrum der Gesundheitsfürsorge zu rücken und das ist gar nicht kompliziert! In diesem Buch finden Sie nun eine große Auswahl an hocheffizienten und einfachen Übungen, mit denen Sie Ihren inneren Alleskönner in kürzester Zeit in Top-Form bringen. Zusätzliche Tipps für Erste-Hilfe bei Beschwerden, Massagetechniken, Ernährungsoptimierung und vieles mehr sorgen für ein Rundum-Wohlfühlpaket und dank ausführlichem Expertenwissen werden Sie im Handumdrehen zum Psoas-Profi!

Ein unterschätzter Muskel

Sobald wir einen Fuß ins Fitnessstudio setzen, springen uns direkt die endlosen Reihen von Geräten für das Training von Beinen, Rücken, Armen, Schultern und Rumpf ins Auge. Doch im Meer von Gewichten, Maschinen und Equipment suchen wir vergebens nach dem Gerät zu Stärkung des Psoas, der ganz unbemerkt bleibt, während die Vorzeigemuskeln die gesamte Aufmerksamkeit bekommen.

Dabei kommt dem Psoas, aufgrund seiner Lage und seinen Funktionen, eine enorm wichtige Rolle im Zuge der menschlichen Gesundheit sowie des Wohlbefindens zu. Dass der Psoas-Muskel so wenig Beachtung findet, ist also keineswegs ein Hinweis auf seine Bedeutung für unsere Gesundheit. Denn die Konsequenzen eines geschwächten und angespannten Psoas können tatsächlich sehr gravierend und folgenschwer sein.

Aus diesem Grund soll Ihnen dieses Buch erste Hintergrundinformationen über den so wichtigen Psoas-Muskel liefern und Ihnen dabei helfen, einen gesunden Psoas zu entwickeln. Hierfür steigt das Buch auf den ersten Seiten mit Einführungskapiteln zur allgemeinen Gesundheit ein. Dabei wird sowohl der Aufbau des passiven und des aktiven Bewegungsapparats als auch der des Psoas umrissen.

Daran anknüpfend soll das nächste Kapitel mehr Bewusstheit für körperliche Symptome schaffen, die auftreten, sobald Ihr Körper aus der Balance geraten ist. Die im selben Kapitel enthaltenen Stabilisationsübungen können dann von Ihnen in Ihren Alltag integriert werden, um körperlichen Beschwerden entgegenzuwirken. Am Ende des ersten großen Hauptkapitels können Sie anschließend im Selbsttest reflektieren, ob Sie möglicherweise muskuläre Schwächen aufweisen.

Im Anschluss lernen Sie weitere wichtige Hintergrundinformationen zum Psoas kennen und erfahren, warum er der Stabilisator sowie Mobilisator unseres Körpers ist. Dabei wird die Funktion des Psoas als Träger unserer Bewegungen sowie als Haltemuskel erläutert, bevor das nachfolgende Kapitel die Rumpffaszie anreißt und mit einem Exkurs zur Ernährung für eine gesunde Rumpffaszie abschließt. Darüber hinaus liefert Ihnen das Kapitel zur ersten Hilfe bei Akutbeschwerden wichtige Tipps und Tricks, die Sie im Notfall direkt umsetzen und anwenden können.

Weiterhin erfahren Sie in den nächsten Kapiteln, warum der Psoas oftmals auch als Seelenmuskel bezeichnet wird, wie er sich auf unsere Emotionen und unseren Körper auswirkt, was der Psoas mit der Traumaforschung zu tun hat und warum er Körpererfahrungen speichert. Im Zuge dessen finden Sie verschiedene sogenannte Tension & Trauma Releasing Exercises, durch die die im Körper gebundene negative Energie vergangener Traumata abgebaut werden kann. Im letzten thematischen Abschnitt des ersten Teils bringt Ihnen das Buch dann noch häufige Fehler in der Gesundheitsprävention näher.

Daran anknüpfend folgt im zweiten Teil des Buches der sehr ausführliche und praktische Psoas-Trainingsguide. Die einzelnen Unterkapitel sind so untergliedert, dass jeweils verschiedene Ziele und Methoden im Vordergrund stehen. Dadurch gelingt es dem Buch, sowohl Übungen zur Kräftigung als auch zur Mobilisation sowie zur Entspannung zu beleuchten und seinen Fokus darüber hinaus auch auf das Faszientraining sowie auf verschiedene Atemtechniken zu legen.

Neben dem Psoas-Trainingsguide sind auch die darauffolgenden Kapitel praktisch aufgebaut und legen ihren Schwerpunkt auf die Massage des Psoas. Hierbei lernen Sie verschiedene Massagetechniken kennen und erfahren, wie Sie Triggerpunkte selbst aufspüren und lösen können. Anschließend vermittelt Ihnen das Kapitel zum Psoas-Büro-Training kurze Entspannungstricks sowie Dehn- und Kräftigungsübungen, die Sie ganz einfach in Ihrem Büro durchführen können.

Im Bonus-Kapitel dieses Buches können Sie sich dann außerdem auf eine 4-Wochen-Challenge für mehr Stabilität, Mobilität und Balance des Psoas freuen, bevor das Buch letztendlich mit der Zusammenfassung der zentralen Erkenntnisse abschließt.

Gesundheit ist Balance

WAS UNSEREN KÖRPER STABILISIERT

Nichts im Leben ist so bedeutend und wichtig wie die eigene Gesundheit. Sie ist das wohl höchste Gut eines jeden Menschen, findet jedoch oftmals erst dann Beachtung, wenn wir entweder Schmerzen leiden, krank sind oder uns unserer Endlichkeit bewusst werden.

Die Weltgesundheitsorganisation (WHO) versteht unter dem Terminus der Gesundheit den „Zustand vollständigen körperlichen, seelischen und sozialen Wohlbefindens“. Damit betrachtet sie die Gesundheit keineswegs nur als Abwesenheit von Krankheiten, sondern sieht im bestmöglichen Gesundheitszustand eines der Grundrechte, das jedem Menschen zusteht – und das ganz gleich seiner Herkunft, Religion, politischen Überzeugung oder seiner Stellung in der Gesellschaft sowie der Wirtschaft.

Gesundheit ist multidimensional und umfasst nicht nur das körperliche Befinden, sondern schließt auch das seelische sowie das soziale Wohlbefinden mit ein, da sich alle Teile gleichermaßen wechselseitig beeinflussen. Obgleich die Definition von Gesundheit von einem Zustand spricht, zielt sie keineswegs auf eine Beschreibung der Gesundheit als einmalig errungenen und anschließend unveränderlichen Zustand ab.

Vielmehr sollte Gesundheit als ein dynamischer Status inneren Gleichgewichts angesehen werden, der täglich immer wieder neu hergestellt und reguliert werden muss.Eine umfassende Gesundheit ist das Fundament eines glücklichen und langen Lebens. Dabei sind die Faktoren, die auf unsere

Gesundheit Einfluss nehmen, vielfältig. Denn nicht nur unsere individuelle Veranlagung, unsere persönlichen Eigenschaften sowie unsere Verhaltensweisen beeinflussen unsere Gesundheit grundlegend, sondern auch unser soziales Umfeld und die jeweiligen Bedingungen, die in unserer Umwelt gegeben sind. Demnach gibt es so einige Komponenten, durch die jeder Einzelne Gesundheit und Lebensfreude fördern kann. Neben ausgewogener und gesunder Ernährung, Bewegung und Schlaf sind auch die Pflege sozialer Kontakte, positive Gedanken, das Arbeitsumfeld und die damit einhergehende ausgeglichene Work-Life-Balance entscheidende Einflussgrößen. Besonders hervorzuheben ist die Bewegung, der eine entscheidende Schlüsselrolle im Zuge unserer Gesundheit zukommt. Denn nur dann, wenn wir uns ausreichend bewegen und aktiv sind, gelingt es uns, die normalen Funktionen unserer Organe sowie unseres Bewegungsapparats aufrechtzuerhalten und unsere Psyche sowie unser Wohlbefinden zu fördern.

Unter normalen Umständen denken wir über unsere Bewegungen gar nicht nach. Vielmehr führen wir diese unbewusst und automatisch aus. Erst dann, wenn wir neuen Bewegungsabläufen ausgesetzt oder aufgrund starker Schmerzen in unserer Aktivität eingeschränkt sind, beginnen wir, uns aktiv mit unserer Bewegung auseinanderzusetzen. Oftmals können wir währenddessen fühlen, wie sich unsere Muskeln bei jeder Bewegung zusammenziehen und sich anschließend wieder entspannen. Bewegungen laufen auf physikalischer Ebene vor allem im Muskel-Skelett-System ab, während natürlich auch mentale Prozesse sowie das Herz-Kreislauf-System wichtige Schlüsselrollen einnehmen. Insgesamt halten mehr als 650 Muskeln sowie unzählige Sehnen und Bänder die in der Summe mehr als 200 Knochen des menschlichen Körpers zusammen und verleihen dem Bewegungsapparat damit Beweglichkeit und Stabilität. Die Gestalt des menschlichen Körpers inklusive seiner Bewegungsmöglichkeiten wird durch das Skelett sowie die Muskulatur definiert. Dabei wird der **Bewegungsapparat** in **aktiv** und in **passiv** untergliedert. Der aktive Bewegungsapparat umfasst alle beweglichen Teile des menschlichen Körpers wie Muskeln, Faszien und Sehnen. Sie stellen zwischen den einzelnen Knochen eine Verbindung her und ermöglichen die Bewegung. Im Gegensatz dazu meint der passive Bewegungsapparat, der auch als **Stützapparat** bekannt ist, alle Teile des menschlichen Körpers, die nicht beweglich sind. Hierzu zählen etwa Knochen, Bänder, Bandscheiben sowie Gelenke. Das Zusammenspiel aller Komponenten ermöglicht in der Folge die Fortbewegung des Bewegungsapparats. Die Bewegung unserer Knochen wird dabei durch unsere Gelenke geführt, die die Verbindungsstellen zwischen unseren Knochen darstellen. Diese Verbindungen bestimmen, an welchen Stellen Bewegungen grundsätzlich möglich sind. Außerdem ist jedes Gelenk des menschlichen Skeletts von einer Fülle an Muskeln umgeben, die sowohl mit gleichlaufender als auch mit entgegengesetzter Wirkung arbeiten und ohne deren Einsatz unsere Gelenkverbindungen starr bleiben würden. Doch das Zusammenspiel aus Knochen, Gelenken und Muskeln ermöglicht nicht nur das Ausführen komplexer Bewegungen, wie zum Beispiel das Strecken oder das Beugen, sondern auch die Stellung unserer Gelenke sowie unsere Körperhaltung werden durch die Muskulatur stabilisiert.

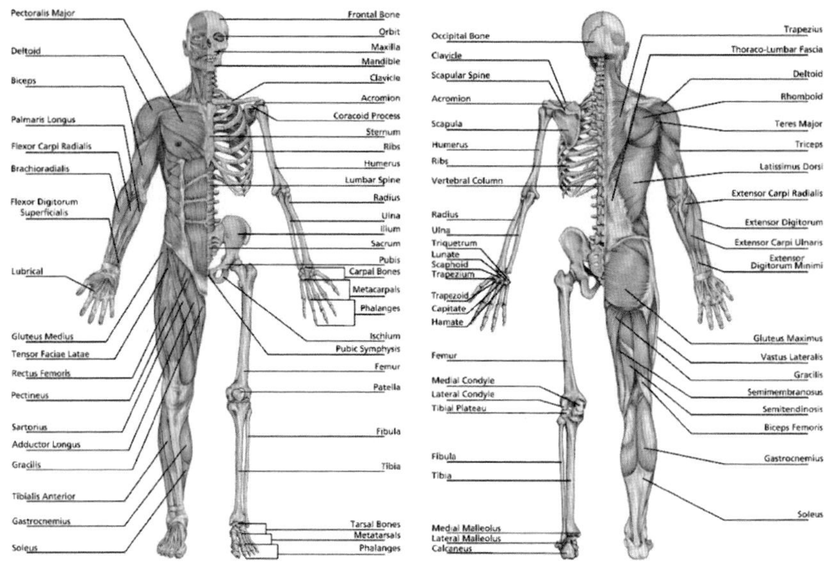

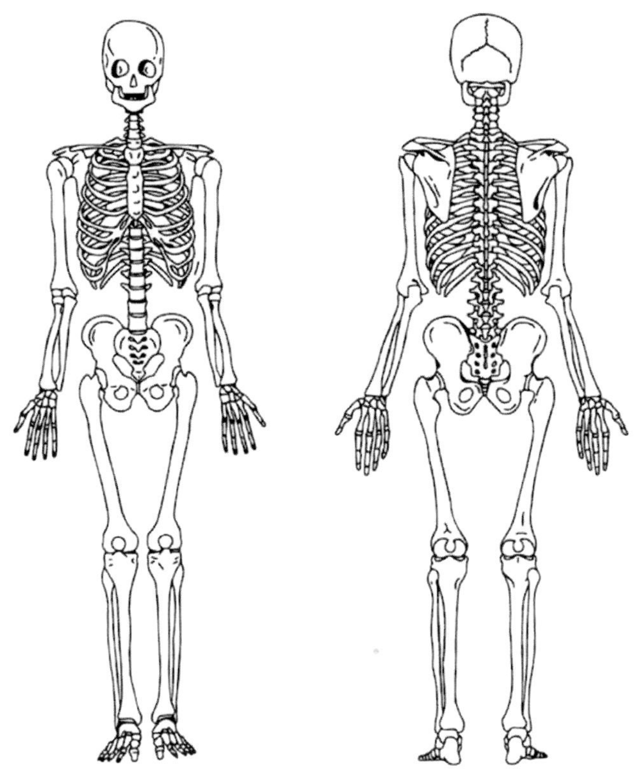

Das menschliche Skelett ist in etwa mit einem Gerüst vergleichbar, das auf der einen Seite verschiedenen Bereichen, wie etwa unseren Organen oder unserem Gehirn, Schutz und auf der anderen Seite unseren Muskeln und Sehnen den nötigen Halt spendet. Dabei lassen sich die einzelnen Knochen nach ihrer Funktion in Form sowie in Größe unterscheiden. So werden die Knochen von Wirbelsäule, Schädel, Brustbein und Rippen als **Achsenskelett** bezeichnet, wohingegen sich das **Extremitätenskelett** aus den Knochen von Schulterblatt, Schlüsselbein, Armen, Becken und Beinen zusammensetzt.

Gelenke

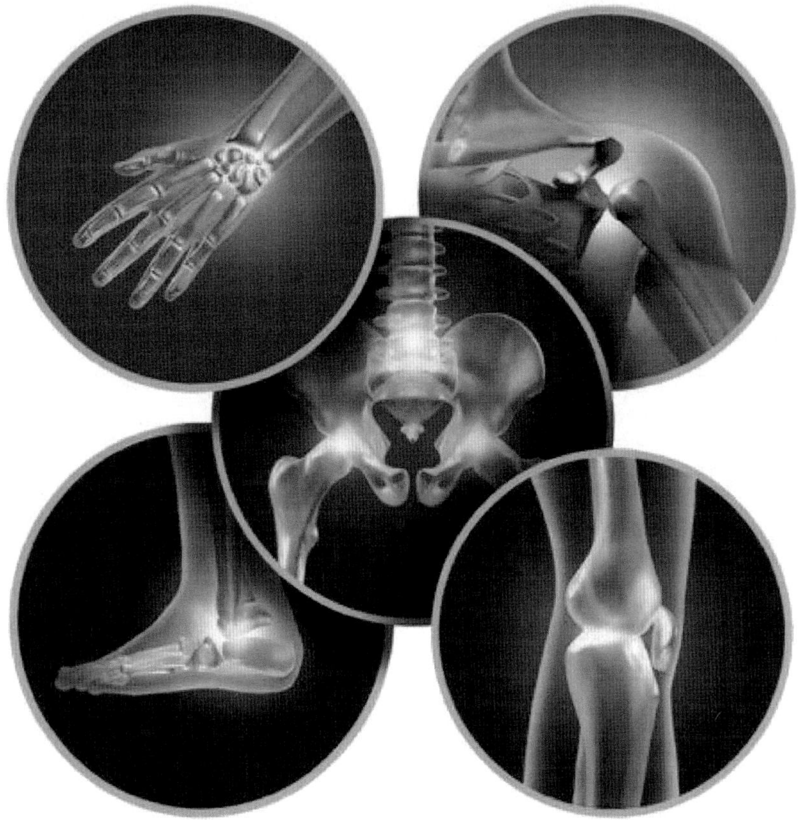

Die **Gelenke** des menschlichen Körpers werden in **echt** und in **unecht** unterschieden. Echte Gelenke sind einerseits mit Knorpeln überzogen und weisen andererseits zwischen den Gelenkflächen und den Knochenenden einen Gelenkspalt auf. Zudem findet sich eine Gelenkhöhle wieder, in der Gelenkflüssigkeit vorhanden ist. Außerdem spannt sich um das Gelenk herum eine Gelenkkapsel. Die Form des Gelenks wird durch die Gelenkpartner bestimmt, die entweder **konkav** (nach innen gewölbt) oder **konvex** (nach außen gewölbt) sind. Darüber hinaus unterscheidet man zwischen mehreren Arten von Gelenken: Gelenke, bei denen nur eine Bewegungsrichtung möglich ist, werden als **einachsig** bezeichnet. Hierzu zählt etwa das Scharniergelenk der Finger.

Gelenke, bei denen zwei Bewegungsrichtungen möglich sind, werden **zweiachsig** genannt. Dazu gehört zum Beispiel das Kniegelenk, da es ein Drehwinkel- bzw. ein Drehscharniergelenk ist.

Zuletzt gibt es noch die **dreiachsigen** Gelenke, bei denen maximaler Bewegungsspielraum gegeben ist, wie zum Beispiel beim Kugelgelenk der Schulter. Im Kontrast dazu waren unechte Gelenke in früheren Zeiten einmal beweglich – wie beispielsweise das Kreuzbein, das sich jedoch im Evolutionsverlauf verwachsen hat. Während ein Teil eines unechten Gelenkes überhaupt nicht mehr beweglich ist (zum Beispiel die Knochen der Schädelknochen, die durch Fasern verbunden sind), verfügt der andere Teil noch über einen geringen Beweglichkeitsradius (zum Beispiel das Schienbein und das Wadenbein, die über Bänder in Verbindung stehen).

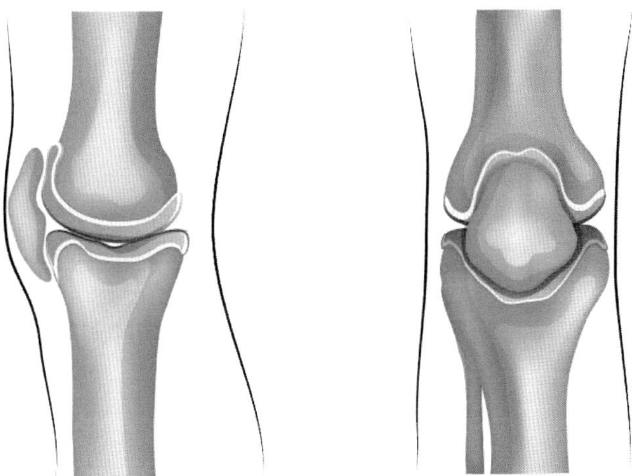

Die Mehrheit der Gelenke wird durch kurze, kleine und nah an den Gelenken liegende Muskeln stabilisiert. Hierfür spielen einerseits Ausdauer und Stärke der Muskulatur eine entscheidende Rolle, andererseits ist jedoch auch die Koordination zwischen den einzelnen Muskeln ausschlaggebend, um das Verhältnis aus Zug und Gegenzug der involvierten Gelenke zu schützen. Darüber hinaus werden unsere Gelenkflächen durch **Knorpel** umhüllt. Das Bindegewebe kompensiert die Dysbalancen der Gelenkpartner und absorbiert zur selben Zeit Druck- und Stoßkräfte.

Bänder

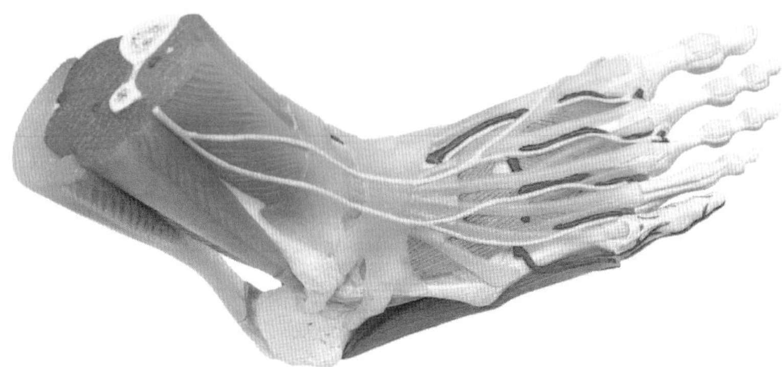

Bänder sind straffe Stränge zwischen dem Bindegewebe und deshalb nur in eher geringem Umfang dehnbar. Sie verlaufen von einem Knochen zum anderen und stabilisieren die Gelenke. Gleichzeitig schränken sie die Gelenkbeweglichkeit in angemessenem Umfang ein, sodass sich unsere Knochen in unseren Gelenken nicht allzu sehr verdrehen können oder zu stark auseinander divergieren.

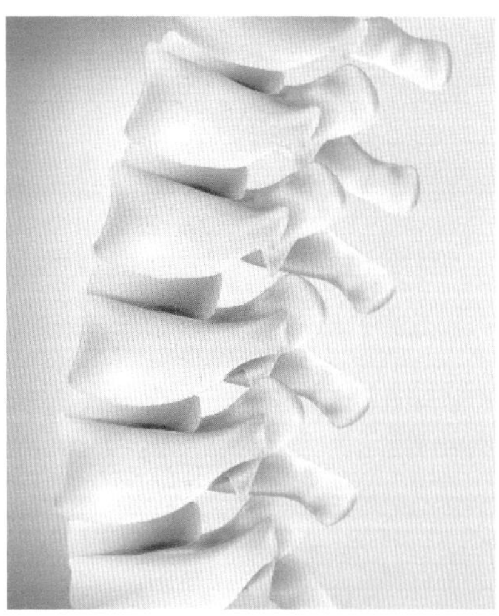

Bandscheiben

Bandscheiben setzen sich aus einem äußeren Faserring zusammen, in dessen Inneren ein flüssiger Gallertkern enthalten ist. Sie stellen die Verbindung zwischen zwei Wirbeln her und haben zum Ziel, einerseits Druckbelastungen aufzufangen und andererseits die Bewegungen der Wirbelsäule auszuführen. Zudem gestatten die Bandscheiben die s-förmige Krümmung der menschlichen Wirbelsäule.

Der aktive Bewegungsapparat

Muskeln

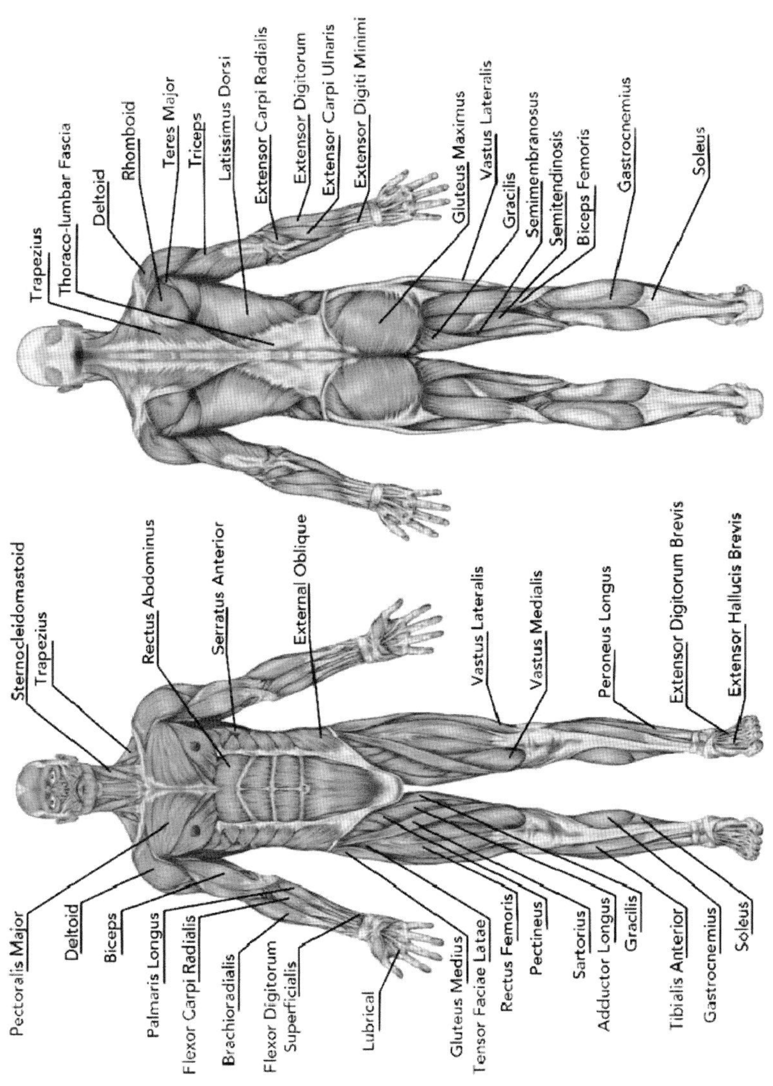

Ein **Muskel** besteht aus Muskelfasern, die in der Summe viele Muskelfaserbündel ergeben und von außen wiederum von Faszien umgeben sind. Durch die einzelnen Faserstränge der Muskeln ziehen sich kleine Gefäße, durch die das Gewebe mit Sauerstoff und Glucose versorgt wird. Zudem sind die Muskeln an den Gelenken anhand von Sehnen befestigt, die die Ausführung von Bewegungen ermöglichen. Muskeln zählen zu den **kontraktilen Organen**, wobei sich der Terminus kontraktil darauf bezieht, dass sich Muskeln zusammenziehen und anschließend wieder entspannen können. Durch das Zusammenspiel aus Kontraktion sowie Relaxation wird nicht nur die bewusste Steuerung von Bewegungen ermöglicht, sondern auch der problemlose Ablauf unterschiedlicher Funktionen im Inneren des Körpers.

Sehnen

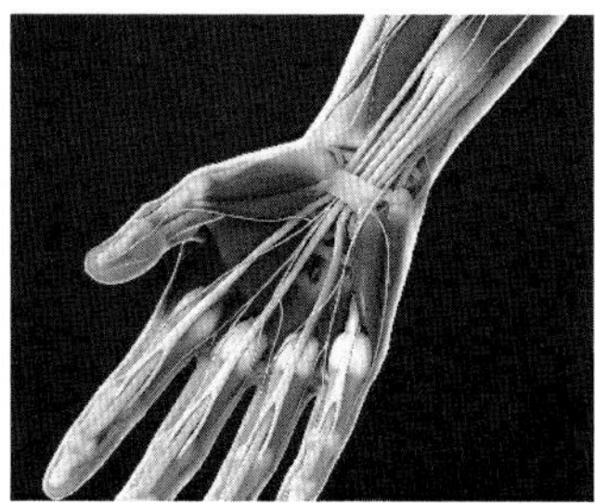

Die Muskeln des menschlichen Skeletts werden über **Sehnen** mit den Knochen verbunden. Sehnen sind wiederum feste Stränge von Bindegewebe, die für die Übertragung der Kraft vom Muskelzug auf das Skelett oder das Gelenk verantwortlich sind. Ihre Regenerationsfähigkeit ist schlecht, da sie weder stark dehnbar sind noch gut durchblutet werden.

Faszien

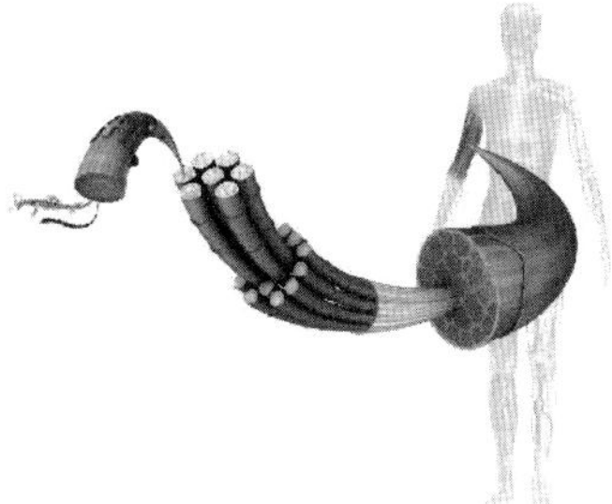

Faszien sind faserreiche Schichten von Bindegewebe, die als Hülle von Knochen, Muskeln, Organen, Blutgefäßen und Nervenbahnen dienen und diese zum Teil durchziehen. Sie ziehen sich durch den gesamten menschlichen Körper und unterstützen ihn damit bei der Bewahrung seiner Form. Faszien besitzen eine hohe Zugbelastbarkeit, weshalb ihr Statikanteil sowie ihre Bewegungsmöglichkeiten ebenfalls hoch sind. Die Bindegewebsschichten übertragen Kraft von einem zum anderen Muskel, da sie sich eigenständig zusammenziehen können. In der Summe bilden sie sogenannte **myofasziale Ketten**, die die koordinierte Agierung der Muskeln sowie den reibungslosen Ablauf von Bewegungen sicherstellen.

Der Psoas-Muskel – Brücke zwischen Ober- und Unterkörper

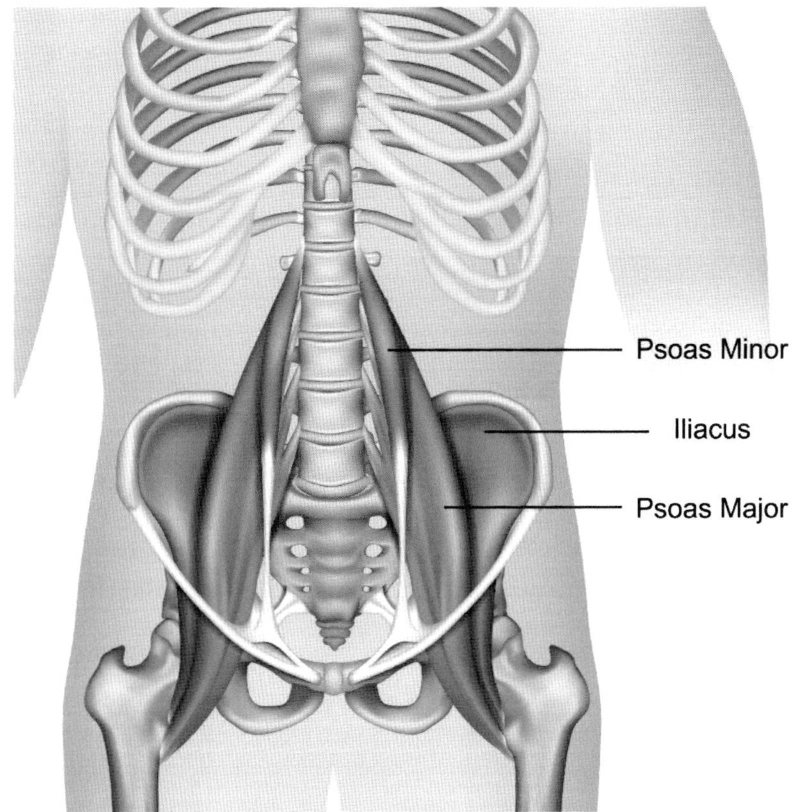

Nicht nur versteckt, sondern auch vielfach unterschätzt und vernachlässigt, ist der sogenannte **Psoas**, der im Deutschen als **Lenden-Darmbeinmuskel** und im Latein als *Musculus iliopsoas* bezeichnet wird.

Er liegt verborgen im Unterbauch und fungiert zwischen dem Ober- sowie dem Unterkörper als eine Art Drahtseil. Der Psoas ist im menschlichen Körper die einzige muskuläre Verbindung zwischen den Knochen der Oberschenkel und der Wirbelsäule und zeitgleich aus funktioneller Sicht auch sein stärkster und wichtigster Hüftbeuger. Darüber hinaus ist der *Musculus iliopsoas* eng mit den Knochen des Beckens, der Wirbelsäule, der Beinde und den dazugehörigen Knorpeln sowie Sehnen verknüpft. Der Psoas-Muskel ist strenggenommen eine Muskelgruppe, die sich aus den folgenden drei Teilen zusammensetzt:

- der große Lendenmuskel (*Musculus psoas maior*)
- der kleine Lendenmuskel (Musculus psoas minor)
- der Darmbeinmuskel (Musculus iliacus)

Der große Lendenmuskel (*Musculus psoas maior*)

Der große Lendenmuskel entspringt den Querfortsätzen des ersten bis fünften Wirbels der Lende, die sich seitlich an der Lendenwirbelsäule befinden. Anschließend verläuft er an der Vorderseite des Beckens am Halsknochen der Oberschenkel vorbei, bevor er sich am *Trochanter minor*, unterhalb des Oberschenkelhalses, ansetzt. Der *Musculus psoas maior* verfügt, aufgrund seiner nahezu senkrecht verlaufenden langen Muskelfasern, über eine sehr gute Hebelwirkung, was ihn nicht nur zum stärksten, sondern auch zum wichtigsten Beweger zwischen dem Ober- und dem Unterkörper macht.

Der kleine Lendenmuskel (*Musculus psoas minor*)

Anders als der große Lendenmuskel nimmt der **kleine Lendenmuskel** keinen Einfluss auf die Beinbewegung, da er ausschließlich die Verbindung zwischen Lendenwirbelsäule und einzelnen Teilen des Beckens darstellt. Forschende gehen von der Annahme aus, dass der *Musculus psoas minor* von funktioneller Wichtigkeit war, als sich unsere Vorfahren vor langer Zeit noch auf allen Vieren fortbewegt haben. Deshalb ist er für den aufrechten Gang der Menschen in der heutigen Zeit sowie ihre Bewegungen nicht mehr relevant. Aus diesem Grund ist der kleine Lendenmuskel bei einigen Menschen nur noch auf einer Seite ausgeprägt und bei einigen anderen sogar vollständig zurückgebildet.

Der Darmbeinmuskel (*Musculus iliacus*)

Da der **Darmbeinmuskel** der Grube der beiden Darmbeinschaufeln entspringt, wirkt er sich, im Kontrast zum Lendenmuskel, nicht direkt auf die Lendenwirbelsäule aus. Genau wie der große Lendenmuskel zieht sich jedoch auch der *Musculus iliacus* zum *Trochanter minor* und somit zum Beginn des Oberschenkelknochens.

Dadurch, dass der Psoas den menschlichen Oberkörper mit dem Unterkörper verbindet, garantiert er unsere aufrechte Haltung sowie unseren stabilen Stand und stellt sicher, dass wir uns vorwärts bewegen können. Darüber hinaus stabilisiert er nicht nur unsere Wirbelsäule, sondern auch die im Unterbauch liegenden lebenswichtigen Organe. Er unterstützt unsere Durchblutung, steuert die Atmung unseres Zwerchfells und massiert sowie entspannt unsere inneren Organe und unsere Lendenwirbelsäule. Weiterhin ist der Psoas für die Balance unseres Skeletts sowie die Beweglichkeit unserer Gelenke zuständig, was aus ihm einen der wichtigsten Muskeln im menschlichen Körper macht.

WENN WIR AUS DER BALANCE GERATEN: KÖRPERLICHE SYMPTOME

Der Psoas nimmt durch seine Position im menschlichen Körper eine einzigartige Stellung ein, wodurch seine funktionalen Auswirkungen enorm sind. Doch obwohl der Psoas so unglaublich wichtig ist und uns Stabilität und Halt spendet, schenken wir ihm oftmals viel zu wenig Aufmerksamkeit und Beachtung. Nach wie vor muss sich der *Musculus iliopsoas* im direkten Vergleich mit dem Bizeps, dem Brustmuskel oder dem Gluteus maximus geschlagen geben und sich hinten anstellen. Denn nur die wenigsten Menschen wissen, dass ohne den Psoas nichts laufen würde.

Unser hektischer und kurzlebiger Alltag führt oftmals dazu, dass wir unseren Psoas-Muskel unbewusst und dauerhaft anspannen, was eine Vielzahl unterschiedlicher körperlicher Symptome hervorrufen kann, die mit starken Schmerzen verbunden sein können. Zu den häufigsten auftretenden Symptomen zählen etwa Rückenschmerzen, Probleme mit den Bandscheiben, Knieschmerzen, Skoliose, Beschwerden im Ischias, Probleme mit der Verdauung sowie die Degeneration der Hüfte.

Doch nicht nur Hektik und Schnelllebigkeit sind für den Psoas-Muskel kontraproduktiv, sondern auch bestimmte Angewohnheiten können sich negativ auf unseren Hüftbeuger auswirken. Zum einen wirkt sich Sitzen – insbesondere das Sitzen mit übereinander geschlagenen Beinen oder dem fehlenden Bodenkontakt der Fersen (zum Beispiel in High Heels) – nachteilig auf den Psoas aus. Doch auch Anspannung, die durch stressige und/oder traumatische Erlebnisse entsteht, ist zweckwidrig. Akute oder chronische Fehlbelastungen können auf Dauer dazu führen, dass sich der Psoas krampfartig verkürzt und das sogenannte **Psoas-Syndrom** auftritt.

In der Folge bildet sich eine Zwangsseitbeugung sowie -drehung der Lendenwirbelsäule heraus, wobei das Becken zur selben Zeit kippt und sich dreht. Daraufhin verliert das Kreuzbein seine sichere Position, die Beckenbodenmuskulatur sowie die Zwerchfellmuskulatur weisen zunehmend Dysbalancen auf und auch weitere, im Becken befindliche Muskeln leiden allmählich unter Fehlspannungen. Dadurch kann es bei Betroffenen zu akuten oder gar chronischen Schmerzen im Bereich der Lendenwirbelsäule sowie im Becken kommen. Zudem schränkt ein geschwächter Psoas die Beweglichkeit der Knie sowie der Hüfte stark ein.

Darüber hinaus beeinflusst die dauerhafte Anspannung des Psoas-Muskels die umliegenden Organe, die eingeengt werden. Außerdem stehen die Nerven unter Spannung und die Zwerchfellatmung kann eingeschränkt sein.

Sobald der Psoas-Muskel unter Dauerspannung steht, vermittelt er unserem Körper permanente Gefahrensignale, was auf Dauer in einer Entkräftung der Nebenniere sowie des gesamten Immunsystems münden kann. Dieser Zustand wird zusätzlich häufig durch einen Mangel an Bewegung, falsche Schuhe und eng anliegende Kleidung sowie ein Übermaß an Sitzen verstärkt.

Glücklicherweise kann den unnötigen und gleichzeitig belastenden Spannungen des Psoas-Muskels entgegengewirkt werden. Zur Lockerung haben sich insbesondere tägliche Entspannungs-, Dehn- und Stabilisationsübungen als bewährt erwiesen, die darüber hinaus durch Wärme und Selbstbehandlung von Triggerpunkten kombiniert werden können.

Stabilisationsübungen

Unser Körper wird im alltäglichen Leben oftmals durch eine Vielzahl unterschiedlicher Bewegungsabläufe aus dem Gleichgewicht gebracht –ohne, dass wir das überhaupt bemerken. Doch Stabilisationsübungen können uns helfen, nicht nur unseren Psoas, sondern vielmehr unseren gesamten Körper zu stärken, unsere Körperspannung zu verbessern, unsere Wirbel zu entlasten und somit zeitgleich Rückenschmerzen zu lindern bzw. vorzubeugen sowie unsere Dysbalancen im Körper auszugleichen. Darüber hinaus wirken sie sich positiv auf sämtliche Bewegungsabläufe aus. Primär trainieren Stabilisationsübungen unsere Körpermitte, die auch als **Core** bekannt ist. Im Zentrum unseres Körpers treffen eine Vielzahl unterschiedlicher Muskeln – unsere Rumpfmuskeln – zusammen, deren Zusammenspiel unsere Stabilität gewährleistet. Unsere Rumpfmuskeln setzen sich dabei aus folgenden Muskelgruppen zusammen:

- Rückenmuskeln
- Bauchmuskeln
- Gesäßmuskeln
- Hüftmuskeln
- Hintere Oberschenkelmuskulatur

Stabilisationsübungen sollten wir jedoch nicht erst dann in unseren Alltag integrieren, wenn die ersten körperlichen Symptome sichtbar werden. Denn das Training lindert und verbessert nicht nur körperliche Beschwerden, sondern fördert zudem auch unsere neuromuskuläre sowie intermuskuläre Koordination, wodurch wir einerseits die Zusammenarbeit unseres Gehirns und unserer Muskeln sowie andererseits die Interaktion unterschiedlicher Muskeln verbessern können. Letztendlich optimieren wir dadurch sowohl unsere Koordination als auch unsere Feinmotorik und erhöhen die Chance, auch noch im hohen Alter fit zu sein. Grundsätzlich werden zur Beschreibung von Bewegungen die folgenden drei Körperebenen herangezogen:

- Die **Sagittalebene** unterteilt den Körper in seine linke und rechte Hälfte, wodurch die Bewegungen dieser Ebene sowohl nach oben oder unten als auch nach vorne oder hinten verlaufen.
- Die **Frontalebene** unterteilt den Körper in Vorder- und in Rückseite, wodurch die Bewegungen dieser Ebene sowohl von oben nach unten als auch von links nach rechts verlaufen.
- Die **Transversalebene** unterteilt den Körper waagerecht in seine untere und seine obere Hälfte, wodurch die Bewegungen dieser Ebene primär Innen- oder Außenrotationen, also Drehungen, sind.

Stabilisationsübungen für die Sagittalebene

Stabilisationsübungen für die Sagittalebene stärken unser Becken und verbessern damit gleichzeitig alle Bewegungsabläufe, die dem Becken entspringen und von dort aus gesteuert werden. Der Schwerpunkt der Übungen liegt hierbei auf der neutralen Stellung des Beckens, um unseren Körper in der Horizontalen zu Stabilität zu verhelfen. Eine effektive Stabilisationsübung hierfür ist zum Beispiel der **Dead Bug**.

Dead Bug

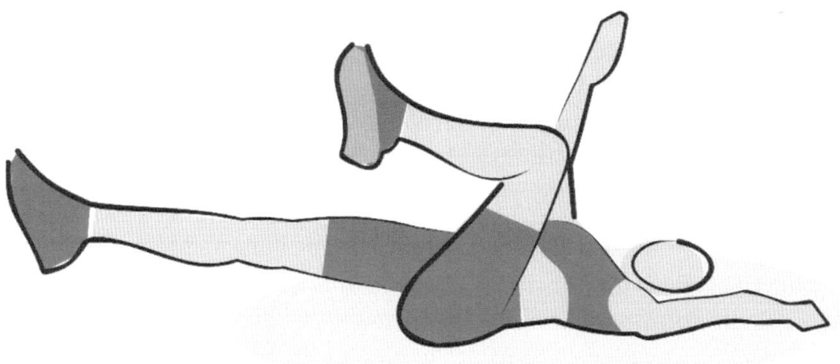

Ausführung: Legen Sie sich für die Übungsausführung auf den Rücken und strecken Sie sowohl Ihre Arme als auch Ihre Beine nach oben in die Luft. Ihre Arme können während der Streckung gerade bleiben, wohingegen Sie Ihre Knie oberhalb Ihrer Hüfte in einem Winkel von 90 Grad beugen sollten. Achten Sie darauf, Ihr Becken und Ihren unteren Rücken fest in den Boden zu drücken und Ihre Füße in die Richtung Ihres Gesichtes zu ziehen, sodass Sie Ihre Ferse von sich wegschieben. Nehmen Sie nun einen tiefen Atemzug und strecken Sie kontrolliert einen Arm Ihrer Wahl hinter Ihrem Kopf aus, währenddessen Sie zur selben Zeit Ihr gegenüberliegendes Bein nach vorne ausstrecken. Achten Sie darauf, dass Ihr Becken die Ausgangsposition beibehält und nicht wackelt. Atmen Sie nun kontrolliert wieder aus und kommen Sie zeitgleich langsam wieder in Ihre ursprüngliche Ausgangsposition zurück. Anschließend wechseln Sie die Seite. Führen Sie anfangs etwa fünf Wiederholungen pro Seite aus und versuchen Sie, sich mit der Zeit kontinuierlich zu steigern.

Hollow-Body Hold

Eine weitere effektive Stabilisationsübung für die Sagittalebene ist der **Hollow Body Hold**.

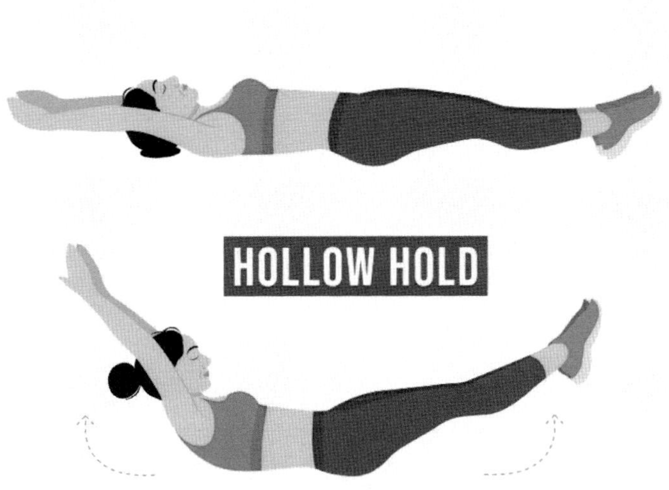

Ausführung: Legen Sie sich zu Beginn der Übung in Rückenlage auf eine Matte und strecken Sie Ihre Arme über Ihrem Kopf aus. Kippen Sie Ihr Becken nach hinten, um zu vermeiden, dass Sie während der Übungsausführung in ein Hohlkreuz verfallen.

Anschließend spannen Sie Ihre gesamte Bauchmuskulatur an und heben Kopf sowie Schultern von der Matte ab, wobei Ihr Kinn in die Richtung der Kehlgrube zieht. Währenddessen heben Sie Ihre ausgestreckten Beine leicht von der Matte ab, wobei Sie Ihre Füße ebenfalls ausstrecken können. Halten Sie diese Position so lange, wie es Ihnen möglich ist, und kommen Sie anschließend wieder langsam und kontrolliert in die Ausgangsposition zurück.

Stabilisationsübungen für die Frontalebene

Stabilisationsübungen für die Frontalebene sind insbesondere für unsere normalen Tätigkeiten im Alltag enorm wichtig, da wir häufig nur auf einer Körperseite Gewichte tragen – zum Beispiel Kinder oder schwere Einkaufstaschen. Um dieser Seitenneigung entgegenzuwirken, bietet sich zum Beispiel der **Seitenstütz** hervorragend an.

Seitenstütz

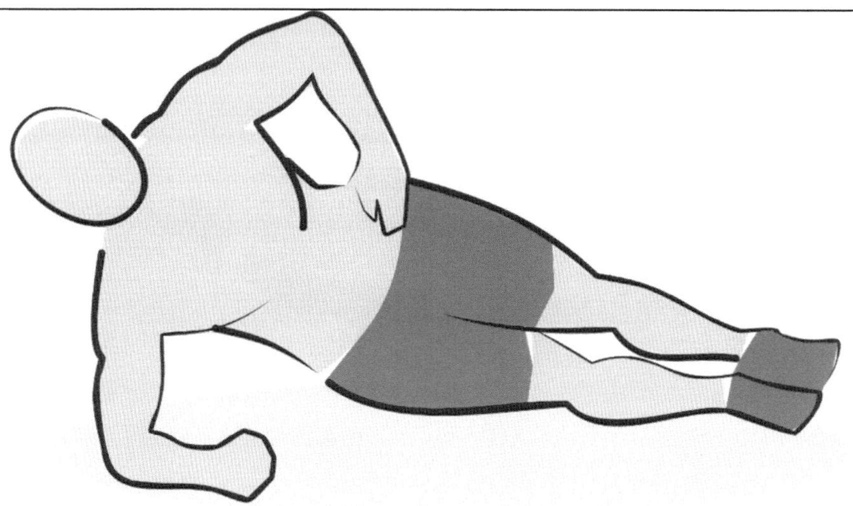

Ausführung: Legen Sie sich für die Übungsausführung in Seitenlage auf eine Matte, wobei Sie Ihren auf dem Boden liegenden Arm in Blickrichtung nach vorne ausrichten. Ihr Ellenbogen liegt dabei unter Ihrer Schulter. Achten Sie darauf, dass Ihr Unterarm während der gesamten Übung dauerhaft auf der Matte liegen bleibt. Ihre Beine strecken Sie leicht gebeugt aus und positionieren diese übereinander, sodass es zwischen Ihren Knien einen Kontakt gibt. Atmen Sie tief ein und richten Sie Ihr Becken, Ihren Rumpf sowie Ihre Oberschenkel anschließend kontrolliert und gerade auf, bis sich Ihr Oberkörper und Ihre Oberschenkel in einer Linie befinden. Nun halten Sie diese Position für 10 bis 60 Sekunden und wechseln anschließend die Seite. Machen Sie insgesamt zwei bis drei Durchgänge.

Neben dem Seitstütz ist auch der **seitliche Ausfallschritt** eine tolle Übung, mit der wir unsere Frontalebene trainieren können.

Side Lunges (=seitlicher Ausfallschritt)

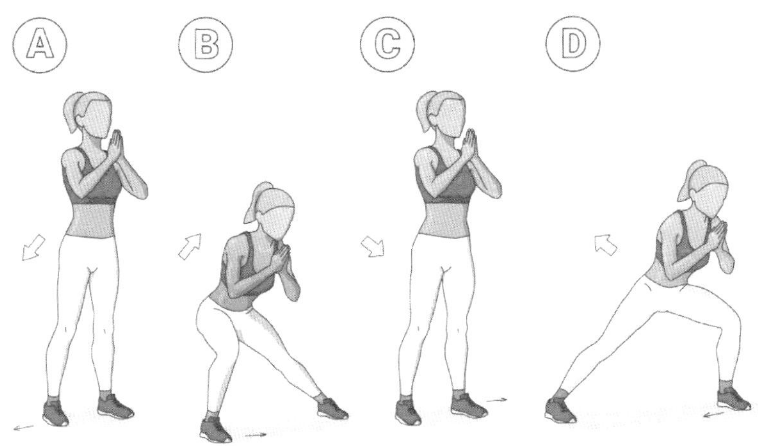

Ausführung: Stellen Sie sich zu Übungsbeginn hüftbreit und aufrecht auf. Ihre Hände können Sie entweder vor Ihrem Körper zusammenbringen oder in Ihrer Hüfte abstützen. Ihre Bauchmuskulatur ist angespannt und Ihre Brust nach vorne gestreckt, wodurch sich Ihr Oberkörper in einer aufrechten Haltung befindet. Um Ihre Bandscheiben zu schützen, bilden Sie im unteren Rücken ein leichtes und natürliches Hohlkreuz.

Mit der nächsten Einatmung setzen Sie nun einen breiten Schritt zur Seite, wobei Sie das Bein, das die Bewegung ausführt, im Knie beugen. Ihr Standbein bleibt im Gegensatz dazu durchgestreckt. Außerdem sollten Sie darauf achten, dass Ihr Knie in dieselbe Richtung wie Ihre Fußspitze zeigt und nicht nach innen rotiert.

Kommen Sie anschließend mit der nächsten Ausatmung in die Ausgangsposition zurück, wobei Sie Ihren Körper über die Ferse Ihres gebeugten Beines erneut in die anfängliche Position zurückbringen. Führen Sie 10 bis 12 Wiederholungen pro Bein aus und wechseln Sie anschließend die Seite.

Stabilisationsübungen für die Transversalebene

Stabilisationsübungen für die Transversalebene wirken Druck- oder Zugkräften, denen wir in unserem Alltag oftmals ausgesetzt sind, entgegen. Durch diese Druck- oder Zugkräfte entstehen häufig Schwachpunkte, die jedoch mit einigen Übungen zur Rotation/Antirotation ausgeglichen werden können. Hierfür bietet sich zum Beispiel das **Crawling**, auch bekannt als **Krabbeln**, an.

Crawling (=Krabbeln)

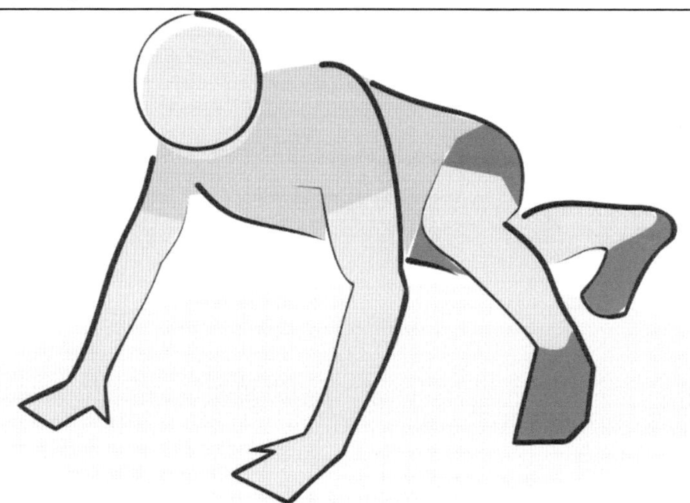

Ausführung: Die Stabilisationsübung beginnt im Vierfüßlerstand, wobei Sie einerseits Ihre Hände unterhalb Ihrer Schultern und andererseits Ihre Knie unterhalb Ihrer Hüfte positionieren. Außerdem ist Ihre Wirbelsäule parallel und gerade zum Boden ausgerichtet. Sobald Sie in Position gekommen sind, heben Sie Ihre Knie an, sodass diese nun nicht mehr den Boden unter Ihnen berühren. Währenddessen spannen Sie Ihre Rumpfmuskulatur fest an, um das unkontrollierte Wackeln Ihrer Wirbelsäule bei den nachfolgenden Bewegungen zu verhindern. Anschließend bewegen Sie sich im Kreuzgang langsam vorwärts, wobei Sie erst Ihren rechten Arm sowie Ihr linkes Bein nach vorne bringen und daraufhin Ihren linken Arm sowie Ihr rechtes Bein folgen lassen. Achten Sie während der gesamten Übung darauf, dass Ihre Wirbelsäule nicht zu wackeln beginnt, und versuchen Sie, die Übung für eine Minute durchzuhalten.

Nicht nur das Crawling ist eine super Übung, um unsere durch Druck- oder Zugkräfte entstandenen Schwachpunkte auszugleichen, sondern auch die **sitzende Bauchrotation mit einem Medizinball**.

Russian Twist (=sitzende Bauchrotation)

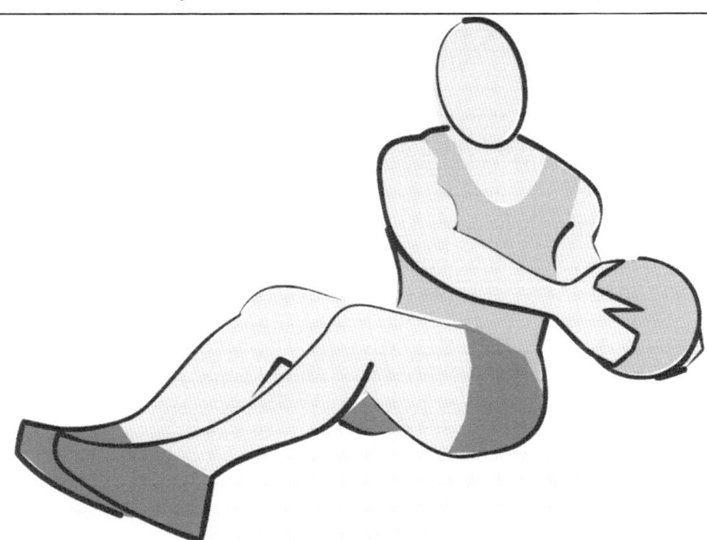

Ausführung: Nehmen Sie einen Medizinball (oder einen normalen Ball) zur Hand und setzen Sie sich mit leicht angewinkelten Beinen auf eine Matte. Anschließend spannen Sie Ihre gesamte Rumpfmuskulatur an, lehnen Ihren Oberkörper leicht zurück, bringen Ihre leicht gebeugten Arme mit dem Medizinball vor Ihre Brust und bewegen diesen von einer auf die andere Körperseite. Führen Sie 12 bis 15 Wiederholungen pro Seite durch.

Übersicht Symptome bei körperlichen Dysbalancen:

- Rückenschmerzen
- Probleme mit den Bandscheiben, Ischias
- Skoliose
- akute oder chronische Schmerzen im Bereich der Lendenwirbelsäule und im Becken
- Knieschmerzen
- Probleme mit der Verdauung
- Degeneration der Hüfte, eingeschränkte Beweglichkeit in Hüfte und Knien
- Einengung umliegender Organe
- Nerven stehen unter Spannung
- potenzielle Einschränkung der Zwerchfellatmung
- Entkräftung der Nebenniere und des Immunsystems

DER TEST: HABE ICH MUSKULÄRE SCHWÄCHEN?

Der Selbsttest dieses Kapitels soll Ihnen Hinweise auf potenzielle muskuläre Schwächen im Bereich der Wirbelsäule liefern. Er zielt dabei jedoch nicht auf eine diagnostische Untersuchung ab, sondern dient lediglich der Reflexion möglicher muskulärer Schwächen und/oder Dysbalancen. Ein Online-Test ist kein zuverlässiges Mittel zur Selbstdiagnose, sondern gibt Ihnen lediglich einen Hinweis darauf, dass Sie unter Muskelschwächen leiden könnten.

Selbsttest muskuläre Schwächen

Frage 1: Sind Sie übergewichtig?

O Ja

O Nein

Frage 2: Treiben Sie regelmäßig Sport?

O Ja

O Nein

Frage 3: Wie würden Sie Ihre Alltagsaktivität (ohne Sport) einschätzen?

O wenig aktiv (nur sitzend)

O etwas aktiv (meist sitzend)

O aktiv (viel laufend)

O sehr aktiv (harte körperliche Arbeit)

Frage 4: Nehmen Sie bei Ihrer täglichen Arbeit überwiegend einseitige Körperhaltungen ein?

O Ja

O Nein

Frage 5: Heben Sie regelmäßig schwer oder müssen Sie sich häufig bücken?

O Ja

O Nein

Frage 6: Sind Sie im Alltag Zug- oder Druckkräften ausgesetzt, die lediglich auf eine Seite Ihres Körpers wirken?

O Ja

O Nein

Frage 7: Sind Sie häufig gestresst, fühlen sich angespannt oder sind überfordert?

O Ja

O Nein

Frage 8: Leiden Sie unter Gleichgewichtsstörungen und/oder Einschränkungen in der Beweglichkeit Ihrer Gelenke?

O Ja

O Nein

Frage 9: Wurde bei Ihnen jemals eine Schädigung der Wirbelsäule (z. B. Bandscheibenschaden), eine Störung der Haltung (z. B. Verkrümmung) oder eine Störung der Gelenke, die sich in der Nähe der Wirbelsäule befindet (z. B. Hüfte), diagnostiziert?

O Ja

O Nein

Frage 10: Leiden Sie zurzeit oder schon seit Längerem an einem oder mehreren der nachfolgenden Symptome(n)?

O Rückenschmerzen

O Bandscheibenprobleme

O Ischias

O Skoliose

O Schmerzen im Bereich der Lendenwirbelsäule

O Schmerzen im Becken, der Hüfte oder in der Leiste

O Beinschmerzen

O Knieschmerzen

O Schulter- und Armschmerzen

O Verdauungsprobleme

Falls ja, waren Sie jemals in ärztlicher Behandlung?

O Ja

O Nein

Frage 11: Traten die Schmerzen jemals im Zuge bestimmter Bewegungen (z. B. abrupte Drehungen, Heben schwerer Lasten, einseitige Belastungen) auf?

O Ja

O Nein

Stabilisator & Mobilisator unseres Körpers

WARUM WIR DEN PSOAS-MUSKEL GEZIELT TRAINIEREN MÜSSEN

Obgleich der Psoas für uns ohne Weiteres nicht sichtbar ist, steht er praktisch im Zentrum der meisten Alltagsaktivitäten und ist vom Laufen über das Strecken, das Drehen und das Treppensteigen bis hin zum Bücken an unseren täglichen Bewegungen beteiligt. Er ist der stärkste Flexor unseres Hüftgelenks, ermöglicht eine Hüftbeugung von über 90 Grad, kontrolliert die Hüftstreckung und verfügt über zahlreiche fasziale Verbindungen zur Wirbelsäule, zur Hüfte, zum Becken, zum Rumpf sowie zu zahlreichen in dieser Region liegenden Muskeln. Infolge seiner Rumpf- und Wirbelsäulenstabilisierung unterstützt der Psoas weiterhin unsere Atmung. Zudem hilft er uns, durch seine ventrale Bewegung des Rückens, maßgeblich beim Aufrichten aus der Rückenlage heraus. Darüber hinaus besitzt der *Musculus iliopsoas* eine außenrotierende Wirkung der Hüfte und ist zusätzlich an der lateralen Flexion – der Seitenbeugung – der Lendenwirbelsäule beteiligt.

Damit kommt dem Psoas eine wichtige Funktion als Träger unserer Bewegungen sowie als Haltemuskel zu. Nichtsdestotrotz ist er auch im Zusammenspiel mit anderen Mobilisatoren für die Stabilisation unseres Körpers enorm wichtig. Denn die Ansätze des Psoas-Muskels legen die Vermutung nahe, dass seine Funktion von weitaus größerer und dynamischerer Bedeutung zu sein scheint, als bislang angenommen wurde. Die unterschiedlichen

Ansätze auf den Ebenen der Wirbelsäule, das Becken sowie die komplexen Ansätze der Faszien an unterschiedlichen Muskeln im Bereich der Wirbelsäule illustrieren, dass die Funktion des Psoas nicht nur auf die Beugung von Wirbelsäule und Hüfte beschränkt ist.

Vielmehr liefert sein Aufbau Verweise dafür, dass seine Rolle in der Stabilität von Becken, Hüfte und Wirbelsäule weitaus größer ist, als ihm in der Vergangenheit zugeschrieben wurde. Erkenntnisse deuten darauf hin, dass die Stabilisation durch den Psoas die koordinierte und reibungslose Bewegung von Wirbelsäule, Hüfte und Becken ermöglicht, und das, ohne ihre Bewegungen zu einer übermäßigen Belastung der Gelenke oder der Strukturen einzelner Weichteile in diesen Regionen zu führen.

Info: Lateral bedeutet seitlich bzw. von unserer Körpermitte abgewandt. Im Gegensatz dazu betrifft **unilateral** immer nur eine Seite, meint demnach also einseitige Bewegungen.

Der Psoas ist ein starker axialer Kompressor, was ihn gleichzeitig zum Stabilisator der Lendenwirbelsäule ernennt. Durch seine unmittelbare Nähe zur Wirbelsäule zeigt sich außerdem, dass der Psoas nicht maßgeblich an ihrer Bewegung teilnimmt und zum Beispiel die Rotation oder die seitliche Beugung unterstützt. Vielmehr übernimmt der Psoas die Funktion des Stabilisators der Wirbelsäule. Weitere Belege hierfür konnte die Elektromyographie (EMG) liefern. So führte die EMG beispielsweise während einer unilateralen liegenden Hebebewegung der Beine feine Nadelelektroden in den Psoas ein und konnte damit aufzeigen, dass sowohl im angehobenen Bein als auch im Psoas-Muskel des nicht angehobenen Beins Aktivität verzeichnet werden konnte. In Übereinstimmung mit diesen Ergebnissen wird vermutet, dass der Psoas zur Stabilität der Lendenwirbelsäule beiträgt, um den vorderen Scherkräften, die bei der Hüftbeugung entstehen, entgegenzuwirken. Beim Rückwärtsbeugen oder bei Überkopfbewegungen kontrolliert der Psoas zudem das Ausmaß der Streckung der Wirbelsäule, wodurch einerseits eine Überkompression der Facettengelenke und andererseits eine Überdehnung der vorderen Bänder der Wirbelsäule verhindert werden.

Entgegen falscher Annahmen kann und sollte der Psoas gezielt trainiert werden, um einer Verspannung, einer funktionellen Verkürzung und verklebten Faszien entgegenzuwirken. Denn nur ein starker und entlasteter Psoas kann koordiniert arbeiten und seinen Funktionen uneingeschränkt nachgehen. Sobald sich der *Musculus iliopsoas* in Dysbalance befindet, kann er seiner beugenden Funktion im Hüftgelenk nicht mehr richtig nachkommen, wodurch es zu Beschwerden im Bereich des Kreuzbein-Darmbein-Gelenks kommen kann – der Bereich, in dem unsere Wirbelsäule in unser Becken hineinragt. Zudem führt ein geschwächter oder unausgeglichener Psoas-Muskel zu einem unkoordinierten Bewegungsablauf des Oberschenkels, der sich in der Folge negativ auf unser Becken auswirkt und zu einer Dezentralisierung der Körpermitte führt, welche wiederum unsere Körperhaltung negativ beeinflusst. Durch regelmäßige Unterforderung des Psoas-Muskels im Alltag und der damit einhergehenden Destabilisierung der Lendenwirbelsäule steigt zudem das Risiko, einen Hexenschuss zu erleiden.

Doch auch wenn unser Psoas-Muskel einmal in Vergessenheit gerät und vernachlässigt wird, ist es keineswegs unmöglich, ihn wieder zu kräftigen, ihm mehr Länge zu verleihen und ihn leistungsfähiger zu machen. Denn durch Trainingsübungen lässt sich der Psoas sogar relativ schnell stärken und dehnen, wodurch seinem angespannten Zustand maximal entgegengewirkt werden kann und seine Beschwerden kontinuierlich verschwinden. Natürlich sind die Regeneration und die Verbesserung des Psoas immer davon abhängig, wie lange etwaige Beschwerden bereits vorhanden sind. Die Effekte des Dehnreizes sind zum Beispiel relativ schnell sichtbar. So können etwa Rückenschmerzen, infolge des Auseinanderziehens von Gewebe, bereits nach den ersten zwei Tagen leicht gelindert werden. Zu einer langfristigen Veränderung kann es jedoch nur durch eine langfristige Dehnung kommen, wobei deutliche Veränderungen der Beweglichkeit nach etwa zwei bis vier Wochen sichtbar werden sollten.

Bereits mit simplen Übungen können wir herausfinden, was unser Psoas-Muskel benötigt, um ihn mit gezieltem Training wieder in Harmonie zu bringen. Aufgrund seiner zentralen Stellung im menschlichen Körper und seiner Beteiligung an einer Vielzahl von Bewegungsabläufen widmet sich das große Kapitel „Der Psoas-Trainingsguide" im zweiten Teil des Buches zahlreichen verschiedenen Übungen für den Psoas-Muskel und legt Ihnen im Zuge dessen die Übungen ans Herz, die wirklich effektiv für die Gesundheit Ihres Psoas sind.

DIE RUMPFFASZIE

Faszien sind faserreiche Bindegewebsstrukturen, die sich wie ein dreidimensionales Netz durch den gesamten Körper ziehen und ihn zusammenhalten. Sie bestehen aus unregelmäßig verflochtenen Kollagenfaserbündeln verschiedener Dichte, elastischen sowie retikulären (netzartigen) Fasern, Bindegewebszellen und Wasser. Im Körper kommen sie unterschiedlichen Aufgaben nach und fungieren dabei etwa als Schutzhülle verschiedener Strukturelemente sowie als Verbindung zwischen einzelnen Elementen des menschlichen Skeletts bei der Kraftübertragung. Zudem lässt ihre zelluläre Zusammensetzung die Schlussfolgerung zu, dass sie wahrscheinlich immunologische sowie neurosensorische Funktionen besitzen. Darüber hinaus sind die Faszien Teil des Immunsystems und weisen eine stützende, tragende, stabilisierende sowie stoßdämpfende Funktion auf. Außerdem wird rund ein Viertel des Körperwassers durch die Faszien gespeichert, wodurch sie nicht nur unsere Organe, sondern auch unsere Zellen versorgen.

Im Zuge der Gesundheit unseres Psoas kommt der Rumpffaszie eine besondere Bedeutung zu. Ihr sollte insbesondere bei Schmerzen oder Verspannungen verstärkt Aufmerksamkeit geschenkt werden. Die Rumpffaszie schließt an die oberflächliche Halsfaszie (*Fascia cervicalis superficialis*), das Brustbein (*Sternum*), das Schlüsselbein (*Klavikula*) sowie an das Schulterblatt (*Spina scapulae*) an.

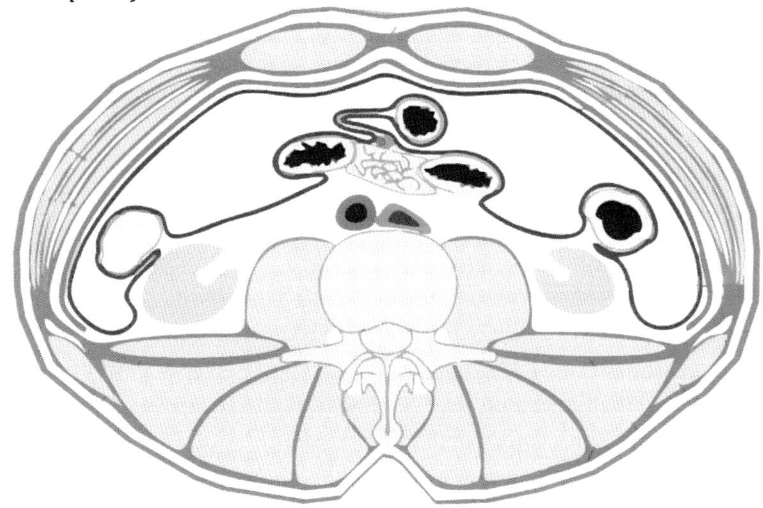

Von diesen oberen Ansatzstellen ausgehend, verlängern sie sich auf der einen Seite zur tatsächlichen Rumpffaszie und auf der anderen Seite zu den Faszien unserer Achselhöhlen und oberen Extremitäten. Bevor die Rumpffaszie in die Faszien der unteren Extremitäten übergeht, endet sie an der oberen Grenze vom Eingang des Beckens.

Darüber hinaus umhüllt die Rumpffaszie den Brustmuskel (*Musculus pectorales*), den großen Rückenmuskel (*Musculus latissimus dorsi*), den Trapez (*Musculus trapezius*), die im Lumbosakralbereich liegenden Muskeln sowie die Faszien, die sich in tiefer liegenden Muskeln befinden. Hierzu zählen etwa der quadratische Lendenmuskel (*Musculus quadratus lumborum*), Bestandteile der autochthonen (eingeborenen) Brustmuskulatur (*intercostales externi*) sowie der autochthonen Rückenmuskulatur.

Als Teil der *Fascia superficialis* verdient die *Fascia iliaca*, die die gemeinsame Faszie des *Musculus iliacus* und des *Musculus psoas major* bildet, besondere Aufmerksamkeit. Zum einen fungiert sie als Art **Hülle** vom *Musculus psoas* und steht zum anderen mit weiteren Strukturen des Körpers in Beziehung. Zudem wird die komplette Breite der Darmbeinschaufel (*Fossa iliaca interna*) von der *Fascia iliaca* umkleidet und zieht sich vom Ausgangspunkt des Psoas bis hin zu seinem Ansatzpunkt am Beginn des Oberschenkelknochens (*Trochanter minor*). Dort setzt sie sich schließlich als Oberschenkelfaszie (*Fascia femoris*) fort.

Der obere Teil der *Fascia iliaca* mag zwar relativ dünn sein, jedoch gewinnt sie kaudal (schwanzwärts oder fußwärts) an Stärke, da sie die – nicht immer vorhandene – Sehne des *Musculus psoas minor* enthält. Die *Fascia iliaca* läuft dabei jedoch nicht Gefahr, mit dem Psoas-Muskel zu verwachsen, da Faszie und Muskel durch eine seröse, also eine aus Serum bestehende, Zellschicht voneinander getrennt sind.

EXKURS: Ernährung für eine gesunde Rumpffaszie

Lange Zeit wurden die Faszien von der Forschung ignoriert, da man davon ausging, dass das Bindegewebe funktionslos und passiv sei. Doch jüngere Studien illustrieren, dass Faszien wichtige und zentrale Aufgaben im Körper übernehmen und für den reibungslosen Ablauf von Bewegungen sowie für unser allgemeines Wohlbefinden maßgebend sind. Selbst im Zuge der Schmerzentstehung kommt ihnen eine wesentliche Bedeutung zu, da verklebte Faszien oftmals der Auslöser körperlicher Schmerzen sind. Unsere Faszien sind sehr sensibel und verkleben – in Folge von Bewegungsmangel, Stress, Überlastungen und Verletzungen – miteinander, woraufhin sie verhärten und in Form starker Schmerzen in Kopf, Gelenken, Nacken, Rücken oder Schultern zum Ausdruck kommen. Zudem reagieren die durch Faszien verhärteten Körperstellen empfindlich auf Druck und lassen sich daher gut selbst erspüren. Um verhärtete Strukturen zu lösen, verklebte Faszien zu lockern, Spannungen abzubauen und das Bindegewebe zu stärken und wieder elastisch zu machen, helfen Selbstmassagen, Akupunktur und gezielte Bewegungstherapien, die sich aus verschiedenen Dehnübungen, Pilates oder Yoga zusammensetzen. Doch unsere Faszien lassen sich nicht nur von außen pflegen, sondern können auch mit der richtigen Faszienernährung umsorgt werden. Denn die richtige Ernährung sorgt dafür, dass unser Bindegewebe alle wichtigen Nährstoffe erhält, um funktionsfähig und gesund zu funktionieren.

Wasser

Unser Fasziengewebe besteht zu rund 75 % aus Wasser, weshalb die ausreichende Wasserzufuhr zentral für die Gesundheit und Funktionalität unseres Fasziensystems ist. Unser Körper scheidet vor allem durch körperliche Aktivitäten viel Flüssigkeit aus, sodass dieses Defizit auf jeden Fall ausgeglichen werden muss. Eine unzureichende Flüssigkeitszufuhr erhöht einerseits die Anfälligkeit, an Verletzungen und Störungen zu leiden, und andererseits das Risiko, dass sich unsere Faszien verkleben und in der Folge in ihren Funktionen eingeschränkt werden. Darüber hinaus fungiert Wasser in unserem Körper als Transportmittel für verschiedene Nährstoffe sowie den Transport von Sauerstoff zum Zielgewebe, wodurch es unser Myofaszialgewebe (Myo = Muskeln, also Muskelfasziengewebe) versorgt und gleichzeitig den Abtransport von Abfallprodukten aus dem Gewebe sicherstellt. Eine unzureichende Flüssigkeitszufuhr führt zu einer Einschränkung des Transportsystems durch Eindickung, woraufhin unser Gewebe verschlacken würde. Sammeln sich, aufgrund von Flüssigkeitsmangel, Stoffwechselprodukte an, steigt gleichzeitig die Gefahr von Mikroentzündungen und somit auch Verklebungen innerhalb des Bindegewebes. Die Folge daraus sind Schmerzen und schmerzhafte Hotspots, die uns in unserer Beweglichkeit sowie unserem Wohlbefinden einschränken.

Proteine

Unser fasziales Gewebe besteht zu großen Teilen aus dem reißfesten Strukturprotein Kollagen und dem elastischen Strukturprotein Elastin. Diese übernehmen in unserem Körper eine Vielzahl unterschiedlicher Funktionen und dienen unter anderem als Baustoff für körpereigenes Gewebe. Proteine bestehen aus Aminosäuren, von denen es in der Summe 20 verschiedene gibt. Die unterschiedlichen Aminosäuren sind innerhalb eines Proteins miteinander verknüpft und bilden dadurch lange Ketten. In unserem Körper übernehmen Proteine eine Vielzahl lebenswichtiger Aufgaben und sind so unter anderem für den Zellaufbau, die Regulation unserer Hormone, die Beschleunigung chemischer Reaktionen oder für den Transport körperwichtiger Substanzen verantwortlich.

Für den Aufbau von Proteinen ist unser Körper auf die sogenannten proteinogenen Aminosäuren angewiesen. Im Zuge unserer Fasziengesundheit sollten wir vor allem den Aminosäuren **L-Prolin**, **L-Arginin** und **L-Lysin** besondere Aufmerksamkeit schenken. Während die Aminosäure L-Lysin dem Körper über die Nahrung zugeführt werden muss, kann dieser L-Arginin und L-Prolin selbst herstellen. Die Aminosäure L-Lysin sorgt einerseits für ausreichend Stabilität innerhalb unseres Fasziensystems und garantiert dort andererseits eine geringere Regenerationszeit und stärkt zur selben Zeit unsere Muskeln.

L-Lysin findet sich vorrangig in
Fleisch, Fisch und verschiedenen Hülsenfrüchten
wieder.

Genauso wie L-Lysin verkürzt auch L-Arginin unsere allgemeine Regenerationszeit und stärkt gleichzeitig unsere Muskeln.

Die Aminosäure ist vorrangig in
Fisch, Obst und verschiedenen Getreideprodukten
enthalten.

L-Prolin ist wiederum primär in Geflügel und Hülsenfrüchten zu finden und ebenfalls eine der bedeutendsten Aminosäuren für unsere Faszienbildung. Die Aminosäuren L-Prolin und L-Lysin sollten immer in Kombination mit Vitamin C eingenommen werden, da das Vitamin entscheidend zum Aufbau sowie der Instandhaltung unseres Bindegewebes beiträgt.

Kohlenhydrate

Kohlenhydrate gehören neben Fett und Eiweiß zu den Makronährstoffen und sind der primäre Energielieferant für unseren Körper sowie der Treiber für die Arbeit unserer Muskeln und unseres Gehirns. Zudem tragen Kohlenhydrate einen wichtigen Beitrag zur Bildung unserer fasziellen Grundstruktur bei. Um die Gesundheit unserer Faszien zu fördern, sollten wir darauf achten, auf **langkettige Kohlenhydrate** zurückzugreifen. Langkettige Kohlenhydrate bestehen, im Gegensatz zu kurzkettigen Kohlenhydraten, aus mehr als zehn Zuckermolekülen.

Sie finden sich vor allem in

- Reis, Nudeln
- Kartoffeln, Süßkartoffeln
- Quinoa, Hirse
- Nüssen und Vollkornprodukten

wieder.

Diese Empfehlung bedeutet jedoch keinesfalls, dass wir auf kurzkettige Kohlenhydrate – die zum Beispiel in Obst, Weißbrot oder Süßem enthalten sind – vollständig verzichten müssen. Stattdessen sollten wir langkettige Kohlenhydrate vermehrt in unserer Ernährung bevorzugen. Denn kurzkettige Kohlenhydrate liefern zum einen kein langfristiges Sättigungsgefühl und kommen zum anderen gar nicht erst im Fasziengewebe an. Gerade für Leistungssportler sind kurzkettige Kohlenhydrate nach starken körperlichen Anstrengungen jedoch besonders vorteilhaft, da sie schnell ins Blut gehen, dem Körper kurzfristig Energie liefern und somit helfen, den Kreislauf wieder zu normalisieren. Im Gegensatz dazu benötigt unser Körper viel mehr Zeit, langkettige Kohlenhydrate in verwertbare Bausteine zu zerlegen, die er folglich für den Aufbau unseres Fasziengewebes nutzen kann.

Fette

Fette enthalten lebensnotwendige Fettsäuren, die unser Körper zum Beispiel für den Aufbau von Zellwänden oder Hormonen benötigt. Außerdem schützen Fette unsere Organe und versorgen uns mit den fettlöslichen Vitaminen A, D, E und K, die wir über die Nahrung aufnehmen und anschließend verarbeiten.

Grundsätzlich werden Fette in **gesättigte und ungesättigte sowie mehrfach ungesättigte Fettsäuren** unterschieden. Für unseren Organismus sind besonders die **mehrfach ungesättigten Fettsäuren** von besonderer Bedeutung, da unser Körper diese nicht selbst herstellen kann. Sie werden **essenzielle Fettsäuren** genannt und müssen über die Nahrung aufgenommen werden.

Sie finden sich vorrangig in

- fettigem Fisch
- Leinsamen
- Nüssen sowie einigen Pflanzenölen

wieder.

Eine unzureichende Aufnahme essenzieller Fettsäuren kann zu verschiedenen Störungen der Hormonproduktion führen und Folgeerkrankungen wie Fortpflanzungsprobleme oder Fetttransportstörungen hervorrufen. Einfach ungesättigte sowie mehrfach ungesättigte Fettsäuren sind in der Mehrheit pflanzlicher Fette enthalten, wohingegen gesättigte Fettsäuren größtenteils in tierischen Fetten vorkommen. Für unseren menschlichen Körper sind Fettsäuren essenziell, da sie einerseits unsere Struktur fördern und andererseits entzündungshemmend wirken und damit verklebten Faszien entgegenwirken. Neben Proteinen und langkettigen Kohlenhydraten spielen also auch ungesättigte Fettsäuren eine wichtige Rolle für die Gesundheit unserer Faszien, die noch einmal in einfach ungesättigte Fettsäuren sowie in mehrfach ungesättigte Fettsäuren unterteilt werden. Einfach ungesättigte Fettsäuren finden sich beispielsweise in Oliven- und Rapsöl wieder, wohingegen mehrfach ungesättigte Fettsäuren, zu denen die Omega-3-Fettsäuren sowie die Omega-6-Fettsäuren zählen, insbesondere in

- fetten Seefischen
- Algen
- Leinsamen
- Walnüssen

- Eiern
- Sesam
- einigen Pflanzenölen, wie Leinsamen-, Raps- und Sojaöl

vorkommen.

Mikronährstoffe

Die Mikronährstoffe bilden die fünfte wichtige Säule in der Ernährung für gesunde Faszien. Zu ihnen gehören **Vitamine** und **Mineralstoffe**, zu denen wiederum **Mengen- und Spurenelemente** zählen. Mikronährstoffe liefern, im Gegensatz zu den drei Makronährstoffen, keine Energie, sind jedoch für den Stoffwechsel sowie für weitere im Körper ablaufende Prozesse unabdingbar und aus diesem Grund überlebenswichtig.

Mikronährstoffe können vom menschlichen Körper nicht selbst hergestellt werden und müssen deshalb über die Nahrung aufgenommen werden. Vitamine und Mineralien übernehmen zahlreiche wichtige Aufgaben und sind zum Beispiel für die Abwehr von Krankheitserregern, für die Zellteilung, für die Bildung von Botenstoffen, für die Weiterleitung von Nervenreizen, für den Schutz vor freien Radikalen oder aber für verschiedene Enzymreaktionen von zentraler Bedeutung.

Im Hinblick auf die Gesundheit unserer Faszien sind insbesondere die Mineralstoffe **Magnesium**, **Kalium**, **Natrium** und **Calcium** besonders wichtig, da sie saure Stoffwechselprodukte neutralisieren und den Wasser-Elektrolyt-Haushalt regulieren. Hierdurch bleiben unsere Faszien frei von Schlacken, wodurch sie ihre Geschmeidigkeit beibehalten können. Zudem werden die faszialen Gerüsteiweiße Elastin und Kollagen durch das Calcium gestärkt, wodurch unsere Faszien optimal belastbar sind.

Auch wenn unser Bedarf an Spurenelementen nur gering ist, sind diese nicht automatisch weniger wichtig für unseren Körper. Kollagen und Elastin sorgen zum Beispiel für Elastizität und Festigkeit unseres Bindegewebes. Für die Bildung von Kollagen und Elastin wird wiederum das Spurenelemente **Silizium** (Kieselsäure) benötigt.

Silizium kann die bis zu 300-fache Menge seines Gewichtes an Wasser binden, wodurch es zur Gleitfähigkeit unseres Fasziengewebes beiträgt. Zur selben Zeit schützt uns das Spurenelement vor Gewebegiften und bekommt bei dieser Entgiftungsarbeit dabei von den Antioxidantien Zink, Kupfer, Mangan und Selen Unterstützung. Super Lieferanten von Silizium sind etwa

- Blumenkohl
- Hafer
- Paprika
- Löwenzahn
- Erdbeeren
- Spinat
- Hafer oder Hirse.

Grundsätzlich gibt es dreizehn **Vitamine**, von denen vier **fettlöslich** und neun **wasserlöslich** sind. Zu den fettlöslichen Vitaminen gehören die Vitamine A, D, E und K. Sie werden vom Körper im Fettgewebe gespeichert, weshalb sie, bei übermäßiger Zufuhr, überdosiert werden können.

Im Gegensatz dazu werden die wasserlöslichen Vitamine nicht vom Körper gespeichert, weshalb sie regelmäßig und ausreichend zugeführt werden müssen und bei ihnen kaum eine Gefahr der Überdosierung besteht. Zu ihnen zählen die Vitamine des B-Komplexes, Vitamin C, Biotin, Pantothensäure, Niacin sowie Folsäure.

Je nach Gruppe haben die dreizehn Vitamine ganz unterschiedliche und trotzdem lebenswichtige Aufgaben. Einige Vitamine unterstützen uns zum Beispiel bei unseren Stoffwechselprozessen, wohingegen andere die Aufnahme von Mineralien ermöglichen.

So wird das **Vitamin C** etwa bei der Synthese von Kollagen benötigt und hilft zusätzlich bei der Ausbildung funktioneller Quervernetzungen zwischen den Kollagenfasern des Bindegewebes. Außerdem wirkt Vitamin C, genauso wie **Vitamin E** und **Provitamin A**, antioxidativ. Mit dem Begriff antioxidativ werden hierbei Charakteristika von Enzymen oder niedermolekularen Gruppen beschrieben, die den Organismus vor oxidativem Stress beschützen können. Darüber hinaus benötigt der Körper **Vitamin D** zur Aufnahme von Calcium und einige **Vitamine des B-Komplexes** sind für die Aufnahme von Magnesium essenziell. Zudem garantiert eine ausreichende **Vitamin-B6**-Versorgung einen optimalen Eiweißstoffwechsel, womit es dem myofaszialen Gewebe zugutekommt.

Vitamin A (fettlöslich)	• beeinflusst die Augen, die Haut und das Wachstum • enthalten in: Milchprodukten, Eigelb, buntem Gemüse, Leber
Vitamin D (fettlöslich)	• beeinflusst den Knochenbau • enthalten in: Milch, Eiern, Fisch, Butter, Avocado, Champignons
Vitamin E (fettlöslich)	• beeinflusst die Zellerneuerung und die Durchblutung • enthalten in: Pflanzenölen, Pflanzenfetten, Vollkorngetreide, Nüssen
Vitamin K (fettlöslich)	• beeinflusst die Blutgerinnung und die Wundheilung • enthalten in: Hähnchenfleisch, Salat, Kresse, Kohl
Vitamin B1 (wasserlöslich)	• beeinflusst das Nervensystem und den Kohlenhydratstoffwechsel • enthalten in: Fleisch, Kartoffeln, Hülsenfrüchten, Weizenkeimen
Vitamin B2 (wasserlöslich)	• beeinflusst den Eiweiß-, den Kohlenhydrat- und den Fettstoffwechsel • enthalten in: Fleisch, Fisch, Milchprodukten, Vollkorngetreide, dunklem Blattgemüse
Vitamin B3 (wasserlöslich)	• beeinflusst den Schlaf, die Herzfunktion und die Zellatmung • enthalten in: Geflügel, Fisch, Eiern, Erdnüssen, Erbsen, Bierhefe
Vitamin B5 (wasserlöslich)	• beeinflusst den Haarausfall und den Fettabbau • enthalten in: Fleisch, Leber, Vollkorngetreide, Nüssen, Kohl
Vitamin B6 (wasserlöslich)	• beeinflusst das Immunsystem, das Nervensystem und die Gerinnung von Eiweiß • enthalten in: Leber, Kartoffeln, Vollkorngetreide, Nüssen, Bananen
Vitamin B7 (wasserlöslich)	• beeinflusst die Haut, die Haare sowie den Fett- und den Kohlenhydratstoffwechsel • enthalten in: Naturreis, Haferflocken, Eigelb, Sojabohnen, Erdnüssen
Vitamin B9 (wasserlöslich)	• beeinflusst die Magen-Darm-Tätigkeit, die Nerven und die Gerinnung von Blut • enthalten in: Fleisch, Fisch, Leber, grünem Blattgemüse, Weizenkeimen
Vitamin B12 (wasserlöslich)	• beeinflusst das Nervensystem und die Bildung von roten Blutkörperchen • enthalten in: Fisch, Leber, Milchprodukten, Eigelb
Vitamin C (wasserlöslich)	• beeinflusst das Bindegewebe, das Immunsystem, die Stimmungslage und den Zahnschmelz • enthalten in: Tomaten, Paprika, Zitrusfrüchten, Hagebutten, Sanddorn

Übersicht:
Ernährungsempfehlungen zur Vorbeugung von Faszienverklebungen

- ausreichende Wasserzufuhr
- hohe Proteinzufuhr, insbesondere hohe Zufuhr der Aminosäuren L-Prolin, L-Arginin und L-Lysin
- primär enthalten in: Fleisch, Fisch, Hülsenfrüchten, Obst, Getreideprodukten, Geflügel
- langkettige Kohlenhydrate bevorzugen
- primär enthalten in: Reis, Kartoffeln, Süßkartoffeln, Nudeln, Quinoa, Hirse, Nüssen, Vollkornprodukten
- Reduktion gesättigter Fettsäuren, stattdessen verstärkte Aufnahme (mehrfach) ungesättigter Fettsäuren
- primär enthalten in: fettigem Fisch, Leinsamen, Algen, Eiern, Sesam, Nüssen, einigen Pflanzenölen (Oliven- und Rapsöl)
- ausreichende Zufuhr von Mikronährstoffen: Vitamine und Mineralstoffe
- besondere Beachtung sollten die Vitamine C, E, B6 und das Provitamin A im Zuge unserer Fasziengesundheit bekommen
- die Mineralstoffe Magnesium, Kalium, Natrium, Calcium, Silizium, Selen, Zink, Kupfer und Mangan sind für die Faszien von besonderer Bedeutung
- unbearbeitete und unverarbeitete Lebensmittel bevorzugen

ERSTE HILFE BEI AKUTBESCHWERDEN

Der Psoas ist ein wahrer Teamplayer, da er erst im Einklang mit anderen Muskeln in Bestform kommt. Umgekehrt verursacht ein schwacher oder verspannter Psoas jedoch nicht nur Schmerzen im Bereich von Lende und Darm, sondern löst häufig auch Schmerzsignale in anderen Regionen – etwa dem unteren Rücken, den Oberschenkeln, im Gesäß oder aber in den Leisten – aus. Unser Psoas-Muskel ist ein Strippenzieher, der tief in uns liegt und eine Verbindung mit wichtigen Akteuren unseres Körpers eingeht. Kommt es zu

Dysbalancen, die sich in den meisten Fällen entweder aus Bewegungsmangel oder aber auch aus einseitigen Bewegungen heraus entwickeln, können sich bereits simple Bewegungen in diesen Regionen des Körpers zu wahren Herausforderungen entwickeln, die mit großen Beschwerden einhergehen. Ein vernachlässigter, verkürzter und/oder verspannter Psoas neigt nicht dazu, sich direkt bemerkbar zu machen. Vielmehr bringt er seine Beschwerden durch andere Netzwerkpartner zum Ausdruck. So können Schmerzen in der Leiste beim Sitzen, ein Gefühl des Durchbrechens in der Lendenwirbelsäule, Knacken im unteren Rücken inklusive anschließender Bewegungsstarre oder ein Gefühl der Kreuzlahmheit Hinweise sowie Hilfeschreie unseres Psoas sein.

Ein angeschlagener Psoas kann zweifellos unseren Alltag erschweren. Ignorieren wir jedoch die Signale, die uns unser Psoas sendet, können sich Verspannungen sowie Verkürzungen im Psoas deutlich verschlimmern und die Beschwerden damit immer größer werden. Deshalb ist es wichtig, bei akuten Beschwerden Erste Hilfe zu leisten und die ersten Maßnahmen zu treffen, um die Gesundheit, Stärke und Flexibilität des Psoas wieder herzustellen.

Stufenbettlagerung

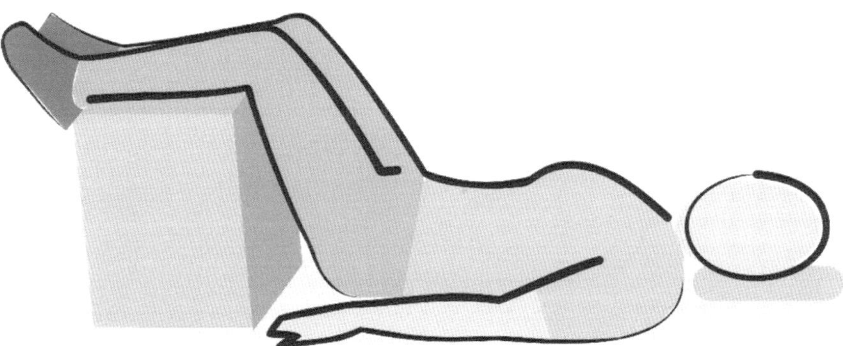

Eine Stufenbettlagerung kann oftmals bereits die ersten Beschwerden im Psoas lindern. Legen Sie sich hierfür auf eine weiche Unterlage auf den Boden. Ihre Beine legen Sie dabei angewinkelt auf einer Erhöhung ab (z. B. auf einer Couch oder einem Stuhl). Atmen Sie kontrolliert, ruhig und gleichmäßig tief in Ihren Bauch ein und anschließend wieder aus. Nehmen Sie sich für die Stufenbettlagerung so viel Zeit, wie Sie für angemessen empfinden und wie Sie benötigen, um Ihre verspannten Muskeln lockern zu können.

Sanfte Bewegung

Nachdem Sie Ihre Muskeln in der Stufenbettlagerung ein wenig entspannt haben, können Sie etwas sanfte Bewegung integrieren, sofern Sie keine Schmerzen mehr verspüren sollten. Hierfür können Sie Ihre Hände auf Ihre Beckenkämme legen und Ihr Becken im Anschluss sanft und kontrolliert auf- und abrollen, sodass Ihr Becken eine Art Schaukelbewegung ausführt. Bei der Beckenschaukel bewegen Sie Ihr Schambein also zunächst auf Ihren Bauchnabel zu, wobei sich Ihr Becken auf dem Boden ausrollt. Anschließend bewegen Sie Ihr Schambein wieder von Ihrem Bauchnabel weg, wobei sich Ihr Becken dieses Mal vom Boden hochrollt. Den Bewegungsradius der Beckenschaukel sollten Sie immer nur so groß oder klein halten, dass Sie keinerlei Schmerzen empfinden. Führen Sie die Übung etwa zehn- bis zwanzigmal aus und machen Sie danach eine Pause, in der Sie in Ihren Rücken nachspüren.

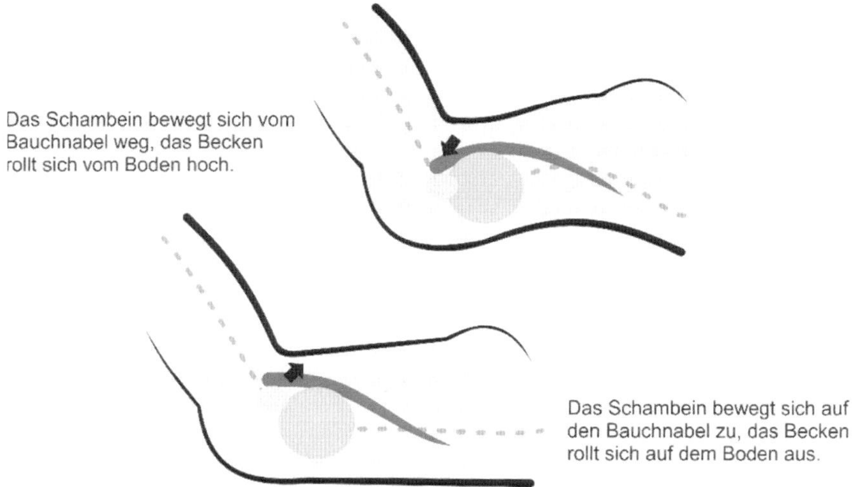

Entspannung & Visualisierung

Lehnen Sie sich in einem ruhigen Moment einmal entspannt zurück oder legen Sie sich in der Stufenbettlagerung entspannt auf Ihren Rücken. Nun richten Sie Ihre Aufmerksamkeit auf Ihren Atem und spüren sowie beobachten, wie sich Ihr Brustkorb während der Atmung hebt und wieder senkt. Versuchen Sie nun, beim nächsten Einatmen Ihr Becken leicht nach hinten zu kippen, um einem Hohlkreuz aktiv entgegenzuwirken. Sobald Sie erneut ausatmen, können Sie zusätzlich Ihre Bauchmuskulatur leicht anspannen, um Ihren Rücken vollständig auf den Boden zu bringen. Wiederholen Sie diesen Schritt so oft, bis Sie das Gefühl haben, Ihren Rücken sicher und vollständig im Boden verankert zu haben. Anschließend können Sie einmal versuchen, Ihre Verspannungen während des Ein- und Ausatmens zu lösen, indem Sie sich dafür vorstellen, dass Sie beim Ausatmen nicht nur verbrauchte Luft ausstoßen, sondern gleichzeitig immer auch ein Teil Ihrer Verspannungen.

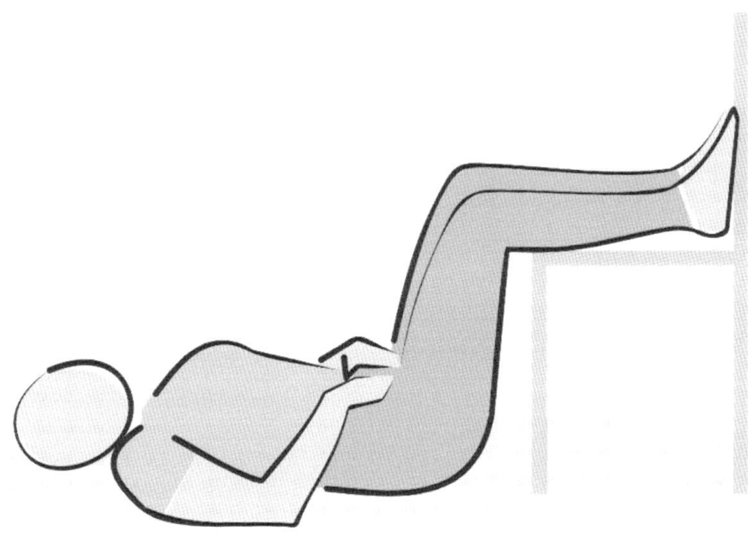

Manuelle Entspannungstechnik

Für die manuelle Entspannungstechnik benötigen Sie die Hilfe einer anderen Person, die Sie im ersten Schritt bitten, die Hände vorsichtig auf Ihren Rücken zu legen. Hierbei sollte die Handballenmuskulatur neben den hinteren Dornfortsätzen der Wirbelsäule aufliegen und die Fingerspitzen sollten nach außen zeigen. Der Dornfortsatz ist ein knöcherner und rückwärtsgerichteter Fortsatz, der sich am Wirbelbogen von Brust-, Hals- sowie Lendenwirbel befindet und von dort aus nach hinten abgeht. Insgesamt gibt es sieben Fortsätze, die vom Wirbelbogen abgehen:

- Vier Gelenkfortsätze, die als gelenkige Verbindung mit den jeweiligen benachbarten Wirbeln fungieren.
- Zwei Querfortsätze, an denen Muskeln ansetzen.
- Ein nach hinten weisender Dornfortsatz, an dem neben Muskeln auch Bänder ansetzen.

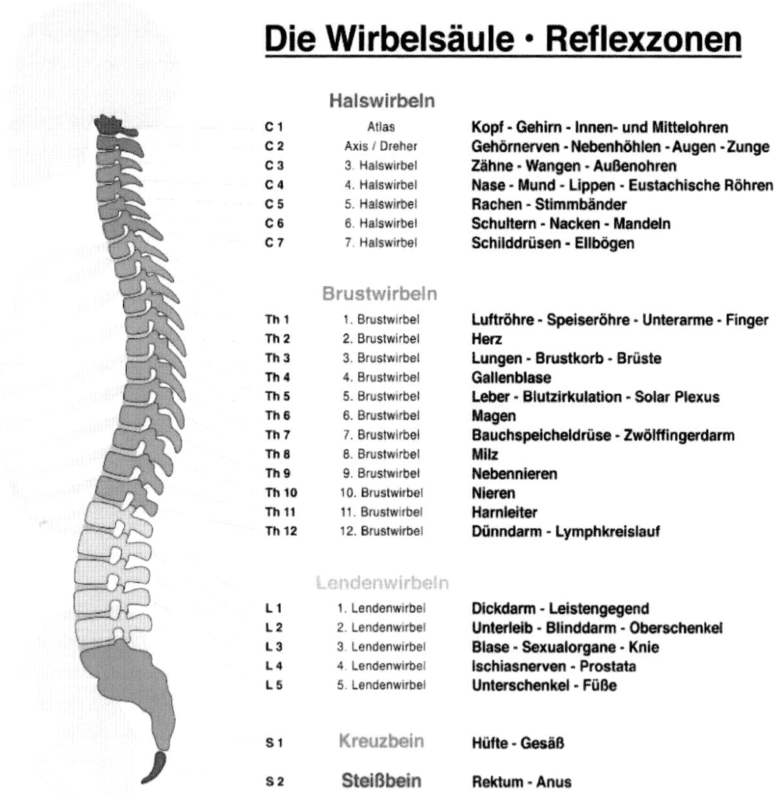

Ihr Partner sollte unbedingt darauf achten, seine Hände wirklich vorsichtig auf Ihrem Rücken abzulegen, um keinerlei Druck auf Ihre Wirbelsäule auszuüben. Bitten Sie Ihren Partner nun, seine Hände leicht nach oben, nach unten und nach außen zu schieben, um die Muskulatur, die sich neben Ihrer Wirbelsäule befindet, sowie die Muskulatur, die zu Ihren Rippen führt, zu entspannen. Seine Finger sollten dabei nur ganz leicht verschoben werden, um im Körper keine Gegenspannung zu erzeugen und die Verspannungen womöglich noch zu verschlimmern. Anschließend können Sie Ihren Partner bitten, auch weitere Regionen Ihres Körpers zu massieren.

Wärme- und Kältebehandlungen

Wärmebehandlungen beschleunigen unseren Organismus, wobei die Wärme für einen schnelleren Abtransport schmerzauslösender Signalstoffe sorgt. Zeitgleich werden außerdem heilende Stoffe wesentlich schneller zur Verletzung transportiert, was uns insbesondere bei Abnutzungserscheinungen oder chronischen Schmerzen in Gelenken zugutekommt.

In der Regel sollten Wärmebehandlungen frühestens 48 Stunden nach abgeschlossener Kältebehandlung durchgeführt werden, falls diese ebenfalls Anwendung finden. Grundsätzlich gilt, dass Kältebehandlungen die Blutgefäße verengen und den Stoffwechsel verlangsamen, wodurch nicht nur Schwellungen sowie Blutungen, sondern auch Schmerzen gelindert werden können. Das Verlangsamen körperlicher Prozesse führt dazu, dass unser Nervensystem heruntergekühlt wird und sich eine Schmerzlinderung einstellt. Aus diesem Grund kann es unter Umständen ratsam sein, bei akuten Schmerzen im Psoas mit einer Kältebehandlung zu beginnen. Hierbei sollten Sie darauf achten, dass Sie es mit der Kälte nicht übertreiben und zwischen Ihre Haut und dem Kühlmittel immer ein Tuch legen.

Bei Wärmebehandlungen können in jedem Fall Wärmesalben, Wärmflaschen, Wärmegürtel, Heizkissen, lokale Bestrahlung mit Rotlicht, Wickel oder auch Wannenbäder Wunder bewirken, da sie sowohl Durchblutung als auch Lymphfluss fördern, der zur Entspannung von verkrampftem Gewebe beiträgt. Demnach ist es sinnvoll, aufgrund von einseitigen oder zu langen Belastungen verkrampfte Muskeln nicht erst mit Kälte, sondern direkt mit Wärme zu behandeln.

Naturheilmittel

Wenn sich Verspannungen und Schmerzen im Körper bemerkbar machen, sind natürliche Muskelrelaxantien bewährte Naturmittel, die sich großer Beliebtheit erfreuen. Hierbei gilt **Lavendel** als wahrer Entspannungsprofi, da er sich positiv auf unseren Körper sowie unseren Geist auswirkt. Lavendel ist eine mediterrane Pflanze, der eine heilende, beruhigende und antibakterielle Wirkung nachgesagt wird. Aus diesem Grund findet sie vor allem in der Aromatherapie sowie in der Kosmetik vielseitige Anwendung. Für die Behandlung mit Lavendel bietet sich zum Beispiel **reines Lavendelöl** an, mit dem Sie am besten einfach die betroffenen Körperregionen einmassieren und anschließend warm duschen gehen. Alternativ entfaltet der Lavendel seine entspannende Wirkung auch in Form von **natürlichen ätherischen Ölen**, die Sie ganz einfach über die Atmung aufnehmen können. Auch kleine **Lavendelsäckchen**, die Sie beim Schlafen neben Ihr Kopfkissen legen, können wahre Wunder in der Nacht bewirken. Neben Lavendel ist auch der **Rosmarin** eine beliebte Heilpflanze, die bereits bei den alten Griechen und Römern Anwendung fand. Als Zusatz im **Badewasser** regt Rosmarin die Durchblutung unseres Körpers an und unterstützt unseren geschwächten Körper bei Erschöpfungszuständen sowie bei Schmerzen in Muskeln und Gelenken. Köcheln Sie hierfür einfach rund 50 g Rosmarinnadeln in einem Liter Wasser für etwa eine halbe Stunde und geben Sie den Sud ohne Blätter anschließend in Ihr Badewasser. Die heilende Kraft des Rosmarins lässt sich nicht nur im Badewasser genießen, denn die Heilpflanze hat vielfältige Anwendungsweisen. So kann Rosmarin etwa als **Tee**, als **Raumduft** oder als **Massageöl** angewendet werden. Um Rosmarin als Massageöl zu verwenden, können Sie einfach vier Tropfen vom Rosmarinöl mit einem Esslöffel reinem Pflanzenöl vermengen und damit anschließend die betroffenen Körperstellen massieren.

Darüber hinaus erfreut sich auch der **Ingwer** als Naturheilmittel großer Beliebtheit. Die natürliche Heilpflanze gilt in Indien und China schon seit mehr als 5000 Jahren als gesund und wirksam, da ihre Inhaltsstoffe unsere Gesundheit fördern und sich positiv auf unser Immunsystem auswirken. Zudem besitzt Ingwer eine schmerzstillende Wirkung und hilft gegen Erschöpfungszustände. Es gibt vielfältige Möglichkeiten, Ingwer zu konsumieren, wobei insbesondere **Ingwertee** zunehmend Verwendung findet. Mehrere Tassen Ingwertee über den Tag verteilt wirken sich positiv auf die Schmerzlinderung in verschiedenen Körperregionen aus und sind außerdem eine tolle Möglichkeit, ausreichend Flüssigkeit zu sich zu nehmen.

Der ganzheitliche Blick

Der Psoas und unser psychisches Wohlbefinden

DER SEELENMUSKEL

Aus anatomischer Sicht findet der Psoas seinen Ursprung am zwölften Brustwirbel und setzt sich anschließend an allen fünf Lendenwirbeln fort. Durch unsere Faszien ist er außerdem mit unserem Zwerchfell verknüpft, worin sein Einfluss auf unsere Atmung begründet liegt. Zwischen Beckenboden und Zwerchfell ist der Psoas aber noch an anderen wichtigen Funktionen beteiligt. So trägt er etwa zur Spannungsauflösung, zur Balance unseres Nervensystems und zur Regulation unserer Atmung bei. Infolge seiner direkten Verbindung zum Zwerchfell, zur Atmung und ebenso zu unserem zentralen Nervensystem leistet der Psoas außerdem einen wichtigen Beitrag bei der Sauerstoffversorgung unseres Körpers und Geistes, die vor allem für unsere psychische Gesundheit ein entscheidender Faktor ist. Aufgrund seiner tiefen, zentralen Stellung und seinen bedeutenden Verknüpfungen im menschlichen Körper hat sich der Psoas-Muskel seinen Spitznamen als **Seelenmuskel** wahrlich verdient.

Darüber hinaus vermittelt uns der Psoas ein Gefühl von Sicherheit, Schutz, Wohlbefinden und Stabilität. Durch seine tragende Funktion ist der

Psoas in der Lage, Unregelmäßigkeiten in unserem Körper wahrzunehmen, weshalb er oftmals auch als **zweites Gehirn** bezeichnet wird. Daneben wird dem Psoas häufig auch die Bezeichnung des **Mutmuskels** zugesprochen, die daher rührt, dass uns der Psoas in Gefahrensituationen Schutz spendet, indem er uns eine geduckte Haltung ermöglicht, wenn wir das Gefühl haben, flüchten zu müssen.

Doch der Psoas ist nicht einzig und allein unser Seelenmuskel, sondern auch der **Spiegel unserer Seele**. Durch Training und Therapie können wir also nicht nur Einfluss auf unseren Psoas und die umliegenden Körperregionen nehmen, sondern auch auf unsere Seele. Sobald sich unser Psoas-Muskel in Harmonie und Balance befindet, fühlen wir uns fest im Leben stehend, sind von innen heraus gestärkt, stabilisiert, geerdet und mutig. Damit spendet uns der Psoas also Vitalität und hält nicht nur unser körperliches Gleichgewicht aufrecht, sondern auch unser seelisches.

EMOTIONEN & KÖRPER

Der Psoas verdeutlicht besser als jeder andere Muskel, dass Körper und Geist in einem permanenten Wechselspiel miteinander stehen. Denn durch seine zentrale Lage und seine zugleich vielfältigen Verbindungen im menschlichen Körper nimmt er Einfluss auf unsere Atmung und unser zentrales sowie peripheres Nervensystem. Solange es uns physisch und emotional gut geht, kann der Psoas all seinen wichtigen Funktionen und Aufgaben nachkommen. Doch sobald nicht alles reibungslos abläuft und wir wütend, gestresst oder angespannt sind oder unsere Seele anderweitig mit Leid zu kämpfen hat, halten wir zunehmend unseren Atem an und setzen unsere Muskeln großer Anspannung aus.

Durchleben wir stressvolle Situationen und Momente in unserem Leben, wird unser Körper buchstäblich mit den **Stresshormonen Adrenalin** und **Cortisol** überschwemmt, worauf unser Psoas mit überhöhter Spannung reagiert. Neben Adrenalin und Cortisol reagiert der Psoas auch im Zusammenspiel mit dem **Glückshormon Dopamin**, wodurch er als Gradmesser unseres individuellen Sicherheitsgefühls gilt. Verbringen wir unser Leben in permanenten Gefahrensituationen oder sehen uns selbst ständigen Angstzuständen ausgesetzt, antwortet unser Psoas auf die chemischen Reaktionen, die unser Körper damit einhergehend aussendet. Durch die vermehrte Ausschüttung von Cortisol und Adrenalin werden wir zunehmend in einen Zustand der Anspannung versetzt und verspannen dadurch immer mehr. In der Folge arbeitet nicht nur unser Zwerchfell unter zu hoher Spannung, sondern unser Körper verfällt gleichzeitig in einen Fluchtmodus, in dem er sich darauf vorbereitet, im nächsten Moment vor einer potenziellen Gefahr davonzulaufen. Auch wenn unser Psoas unmittelbar auf Stress reagiert, mag dieser Zustand für einige Augenblicke unproblematisch sein. Es entwickelt sich jedoch zu einem wahren Problem, sobald der Fluchtmodus über einen längeren Zeitraum anhält. Denn dann verharrt unser Psoas kontinuierlich in einem verhärteten Zustand, wodurch er unserem Körper automatisch den Eindruck einer dauerhaften Gefahr suggeriert. Bedrohlich wahrgenommene physische oder psychische Anforderungen lösen in unserem menschlichen Körper eine Vielzahl physiologischer Veränderungen aus, wodurch unser Organismus über mehr Aufmerksamkeit, Energie, aber auch über eine hohe Kampfbereitschaft verfügt.

Die Ausschüttung von Stresshormonen führt dazu, dass wir vorrangig unseren Psoas überdurchschnittlich stark anspannen, da uns diese Anspannung dazu befähigt, auf die veränderten Anforderungen unserer Umwelt zu reagieren, und wir so im Zweifelsfall Bedrohungen abwenden und uns selbst schützen können. Die Anspannung in unserem Körper legt sich erst dann wieder, wenn wir die Gefahr durch Flucht oder Kampf gelöst und damit folglich auch die Bedrohung abgewendet haben. Durch die unmittelbare Verbindung unseres Psoas mit dem ältesten Teil des Hirnstamms – dem Reptiliengehirn – sowie dem Rückenmark vermittelt er unserem Organismus bestimmte Signale. Zum Beispiel informiert er den Organismus darüber, dass sich sowohl Körper als auch Psyche aus der Anspannung lösen und wieder in den Zustand der Entspannung zurückkommen können. Daraufhin baut unser Körper seine muskuläre Anspannung ab, unsere Atem- sowie Herzfrequenz normalisieren sich und unsere Seele wird ruhiger. Sollte es uns jedoch nicht gelingen, die Gefahrensituation abzuwenden oder ihr zu entfliehen, fühlen wir uns dauerhaft gestresst und sind geängstigt, wodurch unser Organismus auf Dauer in seiner Angst und Anspannung gefangen ist und seine stressbedingten Reaktionen nicht mehr abwenden kann. Dadurch verharrt unser Körper in einem permanenten Bereitschaftsmodus, der ständig das Signal empfängt, die stressige Situation sei immer noch präsent und die Gefahr somit noch nicht vorüber. Aus diesem Grund ist es auch unserer Muskulatur nicht möglich, sich dauerhaft zu entspannen.

Chronische muskuläre Anspannungen treten immer dann auf, wenn wir Stress und/oder Ängsten über einen längeren Zeitraum ausgeliefert sind. Vor allem dann, wenn wir diese Zustände als ausweglos betrachten und von dem Gefühl vollkommener Hilflosigkeit durchdrungen werden, steigt unsere Muskelanspannung automatisch an. Hieraus entwickeln sich über kurz oder lang unerklärliche Schmerzen im Rücken, Beschwerden im Ischias, Probleme mit der Verdauung, eine erhöhte Atemfrequenz oder hormonelle Beschwernisse. Darüber hinaus kann sich ein übermäßig gestresster Psoas in emotionalen Störungen – wie Panikattacken, Schlafstörungen, Suchtkrankheiten, Belastungsstörungen oder Depressionen – bemerkbar machen. Immer mehr Experten bestätigen zudem, dass der Psoas nicht nur aktiviert wird, wenn sich Unsicherheiten und Angst in uns ausbreiten, sondern Angst auch immer dann entsteht, sobald unser Psoas verspannt ist. Aus Angst und körperlicher Anspannung heraus entsteht damit ein gefährlicher Teufelskreis, bei dem sich beide Komponenten wechselseitig beeinflussen. Daher tut es nicht nur unserem Körper, sondern auch unserer Seele gut, wenn wir uns entspannen, auf uns achten und unserem Seelenmuskel etwas Gutes tun.

TRAUMAFORSCHUNG & WARUM DER PSOAS KÖRPERERFAHRUNGEN SPEICHERT

Der Psoas gilt als Sammelbecken tief verwurzelter Gefühle, das – infolge seiner Kopplung zum Reptiliengehirn – unsere Urtriebe sowie unsere Überlebensinstinkte verkörpert. Aufgrund seiner tiefen und zentralen Stellung im menschlichen Körper ist der Psoas überaus wachsam und zu jeder Zeit bereit, den Körper in höchste Alarmbereitschaft zu versetzen. In diesem Zustand spannen sich die Muskeln des Psoas an und kontrahieren, womit sie als Mittel zum Schutz und zur Verteidigung dienen.

Jedes Ereignis, das wir in unserem Leben erleben und durchleben, erzeugt in unserem Psoas Spannung. Hierfür müssen die auslösenden Ereignisse nicht vollständig traumatisierend sein, da sogar lediglich stressige Erlebnisse Verspannungen in unserem Körper erzeugen können. Unser Psoas erinnert sich bei jedem neu eingehenden potenziellen Gefahrensignal sowie jeder neu erzeugten Spannung an ein ursprünglich erlebtes traumatisches Ereignis, da unser Seelenmuskel auf zellulärer Ebene an unseren traumatischen Erlebnissen festhält. In der Vergangenheit hat er einst gelernt, dass er den Körper schützen und im Zuge dessen seine äußere Schale verhärten muss, sobald der Körper angegriffen wird. Traumatische Erlebnisse überfluten unsere normale Stressverarbeitung, wodurch die Erinnerung an das von uns erlebte Trauma aufgespalten und in unterschiedlichen Arealen unseres Hirns abgelagert wird. Noch während des Traumas geht unser Gehirn in den Notbetrieb und stellt lediglich das psychische sowie physische Überleben sicher. Nichtsdestotrotz speichert es alle Sinneseindrücke – einige von ihnen von den Erinnerungen getrennt – ab. Anders als bei normalen Ereignissen, die man selbst zeitlich einordnen kann, sind traumatische Erinnerungen zeitlich nicht eingebunden, da eine Blockade zum Sprachzentrum existiert. Dadurch sind diese Erinnerungsfragmente leicht anstoßbar, weshalb sie von der betroffenen Person als jetzt real erlebt werden können und im Vorfeld nur unzureichend verarbeitet wurden. Zu diesen Erinnerungsfragmenten können etwa bestimmte Gefühle oder spezielle Gerüche sowie Geräusche gehören. Sie können aktiv in das jetzige Erleben des Betroffenen eindringen und den Betroffenen somit in eine Situation versetzen, die sich so anfühlt, als würde er sich immer noch inmitten seines Traumas befinden. Auch wenn sich der Betroffene währenddessen darüber bewusst sein mag, dass er sich nicht in der Situation seines Traumas befindet, kann er sich trotzdem nicht dagegen wehren, diese Erinnerungen so wahrzunehmen, als würde er sie erneut durchleben.

Erinnerung	**Trauma**
Duft von Blumen	Blumen befanden sich in der Nähe des Tatorts, an dem das traumatische Ereignis stattfand
Porträts	Augen des Täters
Jahrestag	Datum, an dem das traumatische Ereignis stattfand
Alpträume	traumatische Situation wird im Schlaf erneut durchlebt
Donnern, Gewitter	Geräusche von Bombenabwürfen
Berührung durch eine Person	potentieller Angriff, sexueller Übergriff
Schritte im Parkhaus	Entführung

Einigen Betroffenen ist es unmöglich, nach traumatischen Erlebnissen wieder vollständig zur Ruhe zu kommen. Denn ihr Gehirn befindet sich in Dauerbereitschaft, um sich jederzeit vor einem vermeintlich neuen Trauma zu schützen. Dabei durchleben einige Traumatisierte ihre schlimmsten Erinnerungen als Flashback, wobei das Erlebte wie eine Art Film vor ihrem inneren Auge abläuft. Dadurch gewinnen sie den Eindruck, sie würden ihr Trauma erneut im Hier und Jetzt durchleben – ähnlich wie bei einem immer wiederkehrenden Alptraum.

Unser Körper wird durch vergangene Traumata und ihre Konsequenzen mit extremer Erregung aufgeladen, was tiefe Spuren hinterlässt, die oftmals ein ganzes Leben lang bleiben. Bei der Traumabewältigung helfen kann jedoch das sogenannte **TRE** (Tension & Trauma Releasing Exercises), das von Dr. David Berceli entwickelt wurde. Das Konzept umfasst eine Reihe körperlicher Übungen, die auf ein autonomes **neurogenes Zittern** abzielen. Der Grundgedanke hinter der TRE lässt sich auf den amerikanischen Psychotraumatologen und Psychologen Dr. Peter Levine zurückführen, der sich seit vielen Jahren mit der Traumaforschung beschäftigt.

> Neurogenes Zittern ist eine natürliche körperliche Reaktion auf Überspannung, die wir unbewusst zum Ausdruck bringen. Durch das neurogene Zittern können die tiefersitzenden Muskelgruppen ihre Spannung loslassen und in einen entspannten Zustand zurückkehren.

Levines Forschungsergebnisse illustrieren, dass Säugetiere auf traumatische Erlebnisse mit Erstarrung reagieren, die sich im Anschluss auflöst, woraufhin der Körper zu zittern beginnt. Dieses Zittern betrachtete Levine als körperlichen Selbstheilungsmechanismus, der das innere Gleichgewicht wieder herstellen soll. Kann die traumatische Energie vom Körper jedoch nicht durch das Zittern abgebaut werden, bleibt sie im Körper gefangen, woraufhin dieser weiter so reagiert, als ob die traumatische Bedrohung immer noch präsent wäre. Auf Grundlage von Levines Ergebnissen entwickelte Berceli die TRE, deren Übungen den menschlichen Körper ins Zittern bringen, wodurch die im Körper

> Bei der TRE = Tension & Trauma Releasing Exercises handelt es sich um eine Übungsreihe, durch die Körper und Psyche durch neurogenes Zittern wieder in ein natürliches Gleichgewicht zurückkehren können. Die TRE wurde vom US-amerikanischen Psychotherapeuten und Biogenetiker David Berceli entwickelt.

gebundene negative Energie des Traumas abgebaut werden kann. Das Zittern, das durch die TRE hervorgerufen wird, löst die Spannungen der tiefsitzenden Psoas-Muskeln, sodass diese wieder in einen ausgeglichenen Zustand gelangen können. Nach Bercelis Auffassung werden in der Folge vom zentralen Nervensystem ausgehend Signale an unser Gehirn gesendet, die diesem übermitteln, dass die Bedrohung vorüber ist.

TRE-Übungen

Grundsätzlich ist es ratsam, *Tension & Trauma Releasing Exercises* gemeinsam mit einem erfahrenen und auf Trauma spezialisierten Therapierenden durchzuführen. Führen Sie die Übungen jedoch zum ersten Mal alleine durch, sollte Ihnen bewusst sein, dass während der Ausführung starke Emotionen in Ihnen hochkommen können, woraufhin Sie das Zittern sofort beenden und eine Pause einlegen sollten. Das Loslassen vergangener Traumata erfolgt in Ihrem individuellen Tempo. Achten Sie darauf, sich nicht zu überanstrengen und zu jeder Zeit auf Ihren eigenen Körper zu hören.

Übung 1: Psoas, Wirbelsäule, Vorderseite & Kopf

Stellen Sie sich zunächst mit aufrechtem Oberkörper schulterbreit hin. Gehen Sie nun langsam in die Knie, während Sie Ihr Becken zur selben Zeit nach vorne schieben. Ihre Handflächen können Sie zur Unterstützung auf Ihrem Gesäß ablegen oder nach vorne ausstrecken. Ihr Blick wandert gerade aus und Nacken, Kiefer sowie Schultern sind entspannt. Sie sollten nun eine leichte Spannung in der Vorderseite Ihrer Oberschenkel verspüren. Diese Spannung können Sie intensivieren, indem Sie mit Ihren Händen einen leichten Druck auf Ihr Becken ausüben und dieses somit nach vorne verlagern.

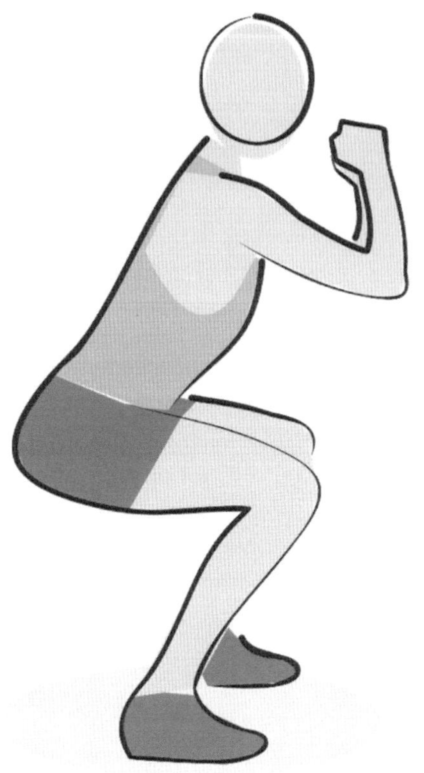

Konzentrieren Sie sich während der gesamten Übungsausführung auf Ihren Atem. Atmen Sie hierfür tief durch Ihre Nase ein und anschließend durch Ihren Mund wieder aus. Halten Sie die Position für zwei weitere Atemzüge, bevor Sie Ihren Oberkörper zu einer Seite Ihrer Wahl drehen. Kopf, Schultern, Becken sowie Brustkorb bewegen sich mit, wohingegen Ihr Unterkörper starr bleibt. Legen Sie nun Ihren Kopf hinten im Nacken ab, sodass Ihre Nase zur Decke zeigt. Mit Ihren Augen suchen Sie sich einen beliebigen Punkt in Blickhöhe hinter Ihnen und fokussieren diesen. Anschließend atmen Sie dreimal tief ein und wieder aus. Drehen Sie Ihren Oberkörper nun kontrolliert wieder zurück, indem Sie zuerst Ihren Kopf nach vorne bringen und nachträglich Ihren Körper folgen lassen. Richten Sie Ihre Aufmerksamkeit auf Ihre Körpermitte und nehmen Sie diese für einige Momente lang wahr. Nachfolgend wiederholen Sie die Bewegungsabfolge auf der anderen Seite. Sie beenden die Übung, indem Sie zum Schluss Ihre Beine leicht ausschütteln, sich aufrecht hinstellen, Ihre Füße auf dem festen Untergrund unter Ihnen spüren und wahrnehmen, wie Sie sich nun fühlen und was sich verändert hat.

Übung 2: Neurogenes Zittern im Stehen

Nehmen Sie eine Uhr zur Hand und positionieren Sie diese in Sichtweite, um die vorgegebene Zeit für die Dauer dieser Übung (3-6 Minuten) im Blick zu behalten. Als Alternative können Sie sich natürlich auch einfach einen Wecker stellen. Lehnen Sie sich zunächst gegen eine Wand und gehen Sie, mit Ihrem Rücken an der Wand anliegend, in die Hocke. Ihre Füße sind schulterbreit und fest im Boden verankert, wohingegen Ihre Arme locker an den Seiten herunterhängen. Sie sollten nun eine leichte Spannung in Ihren Oberschenkeln spüren. Sollte diese Spannung zu intensiv sein, können Sie Ihren Rücken gerne etwas nach oben bewegen. Der Winkel in Ihren Knien sollte so gewählt sein, dass Sie Ihre kompletten Füße sehen können. Falls das nicht der Fall sein sollte, passen Sie Ihre Position an. Konzentrieren Sie sich nun auf Ihre verlängerte Atmung und nehmen Sie die Spannung in Ihren Oberschenkeln wahr. Wenn Sie möchten, können Sie gerne Ihre Augen schließen. Sobald Ihr Körper zu zittern beginnt, sollten Sie dieses Zittern, wenn möglich, zulassen. Sobald es für Sie jedoch unangenehm wird, können Sie die Intensität des Zitterns reduzieren, indem Sie Ihren Rücken erneut etwas nach oben bringen. Wiederholen Sie diesen Vorgang so lange, bis entweder die Zeit abgelaufen ist oder Sie wieder aufrecht stehen.

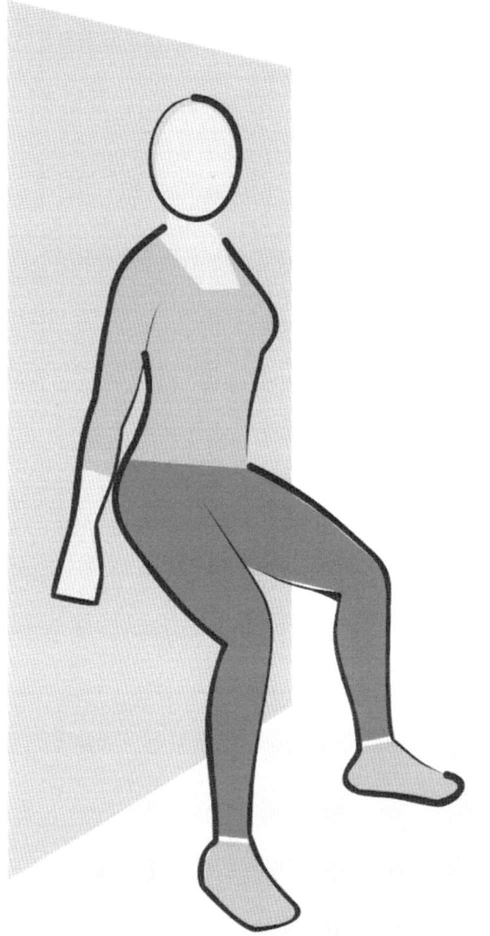

Tipp 1: Um Ihren Rücken zu entlasten, können Sie an der Wand ein flaches Kissen positionieren, um die Übungsdurchführung für Sie etwas angenehmer zu gestalten.

Tipp 2: Sollten Sie kein neurogenes Zittern in Ihrem Körper verspüren, können Sie die Intensität der Übung steigern, indem Sie sie entweder auf Ihren Fersen oder aber auch auf Ihren Zehenspitzen ausführen.

Anmerkung 1: Es geht beim neurogenen Zittern keinesfalls darum, es um jeden Preis auszuhalten. Deshalb sollten Sie immer darauf achten, dass Sie sich stets in Ihrem persönlichen Wohlfühlbereich bewegen. Legen Sie zwischendurch gerne auch einmal eine Pause ein, wenn die Übung zu anstrengend für Sie wird. Zudem ist das neurogene Zittern für uns nicht immer sichtbar, sondern macht sich unter Umständen auch durch ein Wärme- oder ein Kältegefühl bemerkbar.

Übung 3: Neurogenes Zittern im Liegen

Bevor Sie mit der Übung beginnen, nehmen Sie einen Wecker zur Hand und stellen Sie diesen wie folgt ein:

1. Zu Beginn (Anfänger): 1-5 Minuten
2. Nach einer bis zwei Wochen Übungsdurchführung: 5-7 Minuten
3. Nach zwei Wochen Übungsdurchführung: 7-10 Minuten
4. Nach drei Wochen Übungsdurchführung: 10-15 Minuten
5. Nach vier Wochen Übungsdurchführung: es wird kein Wecker mehr benötigt

Legen Sie sich, nachdem Sie Ihren Wecker eingestellt haben, bequem auf eine Matte und positionieren Sie Ihre Arme dabei locker seitlich Ihres Körpers auf dem Boden oder legen Sie diese entspannt auf Ihrem Bauch ab. Nun ziehen Sie Ihre Beine an und drücken Ihre Fußsohlen gegeneinander, sodass Ihre Knie jeweils nach außen fallen. Halten Sie diese Schmetterlingsposition für etwa eine Minute. Im Anschluss drücken Sie Ihre Fersen fest gegeneinander und heben zur selben Zeit und unter aufgebauter Spannung Ihr Becken vom Boden ab. Ihre Knie bleiben entspannt, während Sie versuchen, diese Position für eine Minute lang zu halten, sodass sich all Ihre Anspannung auflösen kann.

Anschließend bringen Sie Ihr Becken wieder langsam und kontrolliert zum Boden und spüren nach. Nachfolgend kommen Sie wieder in die Schmetterlingsposition von Schritt eins zurück und bewegen Ihre Knie für etwa fünf Zentimeter aufeinander zu. Halten Sie diese Position so lange, bis Ihre Beine zu zittern beginnen. Dann bringen Sie Ihre Beine für weitere fünf Zentimeter aufeinander zu und warten erneut das Zittern ab. Wiederholen Sie diese Schritte so oft, bis Ihre Beine wieder geschlossen und Ihre Knie damit zusammen sind. Im Anschluss können Sie die Übung in umgekehrter Richtung ausführen und Ihre Beine jeweils um fünf Zentimeter nach außen bringen. Sobald entweder Ihr Wecker klingelt oder Sie sich müde fühlen, beenden Sie die Übung.

Das Zittern in Ihren Beinen können Sie ganz einfach durch Ausstrecken beenden. Falls Ihre Beine weiter zittern sollten, bringen Sie Ihre Fersen mit gestreckten Beinen zu Ihren Knien und halten Sie die Anspannung für einige Sekunden, damit das neurogene Zittern abklingen kann.

Bevor Sie die Übung endgültig beenden, sollten Sie sich noch für einige Momente ausruhen. Hierfür begeben Sie sich entweder in Seiten- oder Rückenlage und ziehen Ihre Beine zu einer Fötusstellung an. Spüren Sie in Ihren gesamten Körper hinein und nehmen Sie dabei wahr, wie er sich anfühlt. Nach frühestens fünf Minuten können Sie die Ruhephase dann beenden.

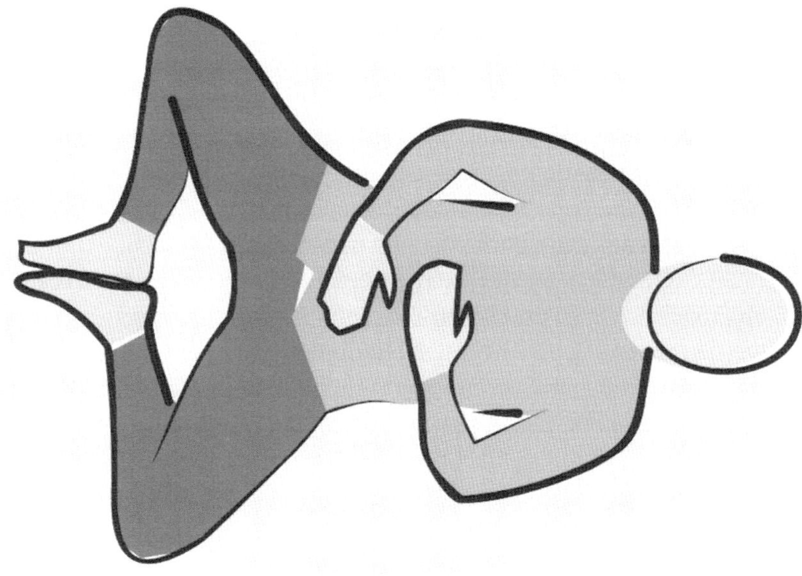

„Aber ich mache doch schon so viel!"

Häufige Fehler in der Gesundheitsprävention

ZU VIEL DEHNUNG, ZU WENIG STABILISATION

Dehn- und Stabilisationsübungen sind längst nicht mehr nur unter Sportlern ein wahrer Geheimtipp, sondern stoßen auch in der breiten Bevölkerung auf immer mehr Anerkennung. Hierbei machen viele Menschen jedoch den Fehler, ihren Fokus zu sehr auf die Dehnung zu legen und ihre Stabilisation im Zuge dessen zu vernachlässigen. Dabei sind sowohl Dehnung als auch Stabilisation essenziell, um die Gesundheit unseres Körpers und Geistes aufrechtzuerhalten und nachhaltig zu fördern.

Grundsätzlich ist das **Dehnen** ein Teil des Beweglichkeitstrainings, das im Englischen auch unter dem Terminus *Stretching* bekannt ist. Beim Dehnen werden unterschiedliche Muskelgruppen, entweder durch **dynamisches Wippen** oder das **Halten von Spannung**, aktiviert und gestreckt. Dabei haben Dehnübungen den Erhalt der Flexibilität unserer Muskeln, Bänder und Sehnen zum Ziel, womit sie die Grundlage für einen gesunden Bewegungsapparat sind. Darüber hinaus zielen Dehnübungen auf die Verbesserung unserer Beweglichkeit, das Vermeiden muskulärer Verkürzungen, das Minimieren eines potenziellen Verletzungsrisikos sowie auf die Unterstützung unserer Regeneration ab.

Außerdem verbessert das Dehnen unser Körpergefühl und kann bei der Reduzierung von Stress, demzufolge auch für die Gesundheit des Psoas und somit für unseren gesamten Körper, förderlich sein.

Jeder Muskel besitzt neben einem Ursprung auch einen Ansatz. Diese beiden Enden, die auch als **Muskelspindeln** bezeichnet werden, nähern sich an, sobald wir unseren Muskel anspannen. Doch wenn wir uns dehnen, geschieht genau das Gegenteil, da sich die Muskelspindeln von Ursprung und Ansatz maximal voneinander entfernen, wodurch eine Muskelstreckung herbeigeführt wird. Im Moment der Dehnung wird die Muskelstruktur inklusive Faszien nicht nur in die Länge gezogen, sondern auch durchfeuchtet sowie geschmeidig gemacht. In der Folge wird der Muskel besser durchblutet und so mit lebenswichtigem Sauerstoff und essenziellen Nährstoffen versorgt, was ihn zum einen schneller und zum anderen leistungsfähiger macht.

Regelmäßiges Stretching führt auf Dauer zwar nicht dazu, dass der Muskel länger wird, dafür aber umso flexibler. Unser Körper passt sich, ähnlich wie beim Muskelaufbau, dem Trainingsreiz an. Dadurch lässt sich unser Gewebe jedes Mal etwas leichter auseinanderziehen, bevor es im Anschluss wieder in seine Ausgangsform zurückkehrt. Damit verleihen Dehnübungen uns die Geschmeidigkeit, die unser Körper für viel Spaß und gute Koordination benötigt.

Es gibt verschiedene Arten, sich zu dehnen, wobei die beiden bekanntesten Formen der Dehnung das **statische Dehnen** und das **dynamische Dehnen** sind. Beim klassischen statischen Dehnen wird die Dehnung für eine Dauer von etwa 15-30 Sekunden lang gehalten, wobei zumeist zwei oder drei Wiederholungen pro Muskelgruppe durchgeführt werden. Im Gegensatz dazu wird der Muskel beim dynamischen Dehnen nicht konstant gestreckt, sondern vielmehr alternierend in die Länge gezogen und anschließend wieder gelockert. Außerdem sind für das dynamische Stretching wippende Bewegungen typisch.

	Dynamisches Dehnen	Statisches Dehnen
Technik	sanfte & federnde Bewegungen, 10-15 Wiederholungen	Position wird für 15-30 Sekunden lang gehalten, 2-3 Wiederholungen pro Muskelgruppe
Zeitpunkt	im Warm-up oder Cool-Down integriert	nur im bereits aufgewärmten Zustand, als isolierte Trainingseinheit oder im Anschluss an das Training
Vorteil	Förderung von Durchblutung & Koordination	Förderung der Flexibilität
Nachteil	ansteigendes Verletzungsrisiko bei unkontrollierter oder intensiver Ausführung	erhöht die Verletzungsanfälligkeit der Muskulatur, Schwächung der Sprungkraft
Sportart	Kraftsport, Plyometrics, Sprinten, Ballsportarten	Kampfsport, Laufen, Tanzen, Turnen

Auch wenn Körper und Geist von der Vielzahl der positiven Effekte des Stretchings profitieren können, sollten wir auf der anderen Seite nicht vergessen, regelmäßig Stabilisationsübungen durchzuführen. Denn auch Menschen, die bereits viel Zeit und Kraft in ihre Gesundheitsprävention investieren und sich gesund ernähren, Sport betreiben und sich ausgiebig dehnen, können unter zahlreichen Problemen und Schmerzen leiden, wenn sie die Stabilisation ihres Körpers unterschätzen und demzufolge vernachlässigen.

Jeder Mensch – ganz gleich, welchen Alters oder Geschlechts – benötigt Stabilität und Körperspannung, um den eigenen Alltag gesund und fit bestreiten zu können, da beide Fähigkeiten gleichermaßen regelmäßig zum Einsatz kommen. Unsere Körperhaltung wird maßgeblich durch unsere Körperspannung beeinflusst, weshalb Stabilisationsübungen nicht nur unsere Muskeln stärken, Schmerzen abbauen, das Gleichgewicht fördern, die Körpermitte stärken und Verletzungen vorbeugen, sondern auch den ersten Eindruck, den wir bei anderen Menschen hinterlassen, verbessern können. Unsere Haltemuskulatur wird insbesondere bei langen, sitzenden Tätigkeiten wenig bis kaum beansprucht, weshalb sie bei vielen Menschen stark zurückgebildet ist und sich außerdem auf die direkte Gesundheit des Psoas oder andere Körperregionen negativ auswirkt. Denn oftmals entstammen körperliche Schmerzen nicht den Regionen, aus denen wir sie empfangen, sondern strahlen von anderen Körperteilen ab und können zum Beispiel von einer zurückgebildeten Muskulatur in Rumpf oder Hüfte rühren. Dieser Teufelskreis aus mangelnder

Bewegung, Rückbildung und Schmerzen kann nicht allein durch Dehnübungen durchbrochen werden, sondern muss durch regelmäßige Stabilisationsübungen unterstützt werden (siehe Unterkapitel Stabilisationsübungen).

In der Regel sind Stabilisationsübungen **isometrische Kraftübungen**, die ohne oder nur mit minimaler Bewegung durchgeführt werden. Bei Stabilisationsübungen verharren wir also für den Großteil der Zeit in einer statischen Position, für die wir nicht nur Körperspannung und Körperbeherrschung benötigen, sondern auch Konzentration. Im Zusammenspiel mit regelmäßigen Dehnübungen helfen uns auch Stabilisationsübungen bei der Verbesserung unserer Haltung, der Stabilisierung und dem Schutz von Sehnen und Gelenken sowie der Stärkung unserer tief liegenden Muskulatur. Darüber hinaus leisten sie einen großen Beitrag bei der Entlastung unserer Wirbel, wodurch sie präventiv gegen Rückenbeschwerden und andere körperliche Leiden eingesetzt werden können und wirken. Vor allem im Hinblick auf unsere Psoas-Muskeln sollten Stabilitätsübungen nicht nur bei Sportlern, sondern bei jedem Menschen fester Bestandteil des Alltags sein. Sie fördern die neuromuskuläre Koordination und damit das Zusammenspiel zwischen Muskulatur und Gehirn, wodurch wir nicht nur unsere koordinativen, sondern auch unsere feinmotorischen Fähigkeiten verbessern können.

> Isometrisch bedeutet, dass die gleiche Ausdehnung in der Länge beibehalten wird. Das isometrische Krafttraining zielt beispielsweise darauf ab, dass ein Muskel kontrahiert und zur selben Zeit auf maximaler Spannung gehalten wird, ohne dass er währenddessen seine Länge verändert.

Neben Dehnübungen und im Zuge unserer eigenen Gesundheitsprävention sollten demnach auch regelmäßig Stabilisationsübungen durchgeführt und die Wichtigkeit dieser sollte keinesfalls unterschätzt werden.

VIEL MOTIVATION, ABER KEINE ROUTINEN

Hoch motiviert und voller Energie springen wir morgens aus dem Bett und ziehen schon einmal unsere Sportsachen an, bevor wir uns ein gesundes und nährstoffreiches Frühstück zubereiten, um anschließend gestärkt und fit ins Training zu starten. Wir sind bereit, unser Leben zu ändern, Sport zu treiben und uns gesund zu ernähren. Doch schon bald schwindet die Motivation, wir drücken den Wecker am Morgen immer wieder aus, um nur noch ein paar Minuten im warmen Bett liegen bleiben zu können. Unsere anfängliche Motivation verschwindet zunehmend und wird durch immer mehr Ausreden darüber ersetzt, warum wir unseren Zielen doch nicht nachgehen können.

Dabei wissen wir alle, dass Bewegung und gesunde Ernährung nicht nur für unseren Körper, sondern auch für unseren Geist essenziell sind. Scheitern wir immer wieder an unseren guten Vorsätzen und finden ständig Ausreden dafür, warum wir etwas nicht nachgehen oder erreichen können, sind wir damit oftmals nicht allein. Auf der anderen Seite gibt es aber auch immer wieder hoch motivierte Menschen, die es so einfach aussehen lassen, seinen Zielen nachzukommen. Doch wie schaffen sie es, den Sport, gesunde Ernährung und Zeit für die mentale Gesundheit als fixen Bestandteil in ihren Alltag zu integrieren? Die Antwort ist vergleichsweise einfach: Sie kennen ihr Warum und entwickeln Routinen. Während sie ihren inneren Schweinehund in der Vergangenheit oftmals nur mit viel Überwindung besiegen konnten, durchdringt sie heute ein komisches Gefühl, sobald sie einmal mehr als zwei Tage keinen Sport machen. Ein Puzzleteil in ihrem Leben fehlt, was sich unmittelbar körperlich sowie geistig bemerkbar macht. Doch an diesem Punkt anzugelangen war keine einfache Reise, sondern ein schleichender Prozess, der sich über längere Zeit hinweggezogen hat. Ein Prozess, der sich hauptsächlich unbewusst eingeschlichen hat und im Rückblick doch so logisch erscheint. Und das Beste daran ist, dass jeder von uns Routinen entwickeln und diese lieben lernen kann. Routinen sind nichts weiter als Tätigkeiten, die wir regelmäßig, wiederholt und sicher ausüben – und das zumeist sogar unbewusst, weshalb ihre enorme Wirkung auch oftmals unterschätzt wird. Wir mögen es kaum glauben, aber tatsächlich besteht der größte Teil unseres Tages aus genau solchen Abläufen. Wir mögen zwar denken, dass wir den Großteil der Zeit freie und spontane Entscheidungen treffen, doch in Wahrheit laufen eine Vielzahl unserer täglichen Aktivitäten routiniert ab, wie zum Beispiel das tägliche Zähneputzen oder der Gang zum Briefkasten. Hätten wir also keine festen Routinen, würden wir jeden Tag vor tausende Entscheidungen gestellt werden. Das würde zu einer Überanstrengung unseres Gehirns führen, sodass wir uns nicht mehr auf die wichtigen Dinge im Leben konzentrieren könnten.

Mit der Zeit werden Routinen zu festen Gewohnheiten, durch die wir einen Teil unserer täglichen Entscheidungsarbeit an unsere Umgebung abgeben können.

Aus diesem Grund ist es auch so sinnvoll, unsere Routinen auszubauen. Denn je mehr feste Routinen wir in unseren Alltag etablieren, desto größer wird unsere Gehirnkapazität, mit der wir kreativen Prozessen nachgehen können. Dadurch gelingt es uns selbst im stressigsten Alltagsleben, hin und wieder zu entspannen und unseren Tag zu genießen, und das ohne, dass wir dabei bewusste Entscheidungen treffen müssen. Auch wenn aller Anfang schwer ist, kann jeder von uns die richtigen Schritte gehen, um etwas für die eigene Gesundheit und damit ein glückliches Leben zu tun. Und je disziplinierter und motivierter wir dabei starten, desto schneller überwinden wir den furchteinflößenden schweren Anfang. Definieren wir uns dazu noch konkrete Ziele und wissen wir, warum wir etwas erreichen oder verändern möchten, steht den Anfängen nichts mehr im Wege.

Routinen erleichtern unser Leben ungemein, da sie dafür sorgen, dass wir umso mehr Zeit haben, die Dinge zu tun, die uns wirklich wichtig sind, oder spontane Unternehmungen zu machen. Darüber hinaus unterstützen sie uns dabei, uns von unseren Ausreden zu verabschieden und unsere faule Seite auszutricksen, wodurch wir an unserer individuellen Weiterentwicklung arbeiten können. Gesunde Routinen bewahren uns vor allem in stressigen Zeiten vor einem ungesunden Lebensstil und je länger eine Routine fester Bestandteil unseres Alltags ist, desto fester ist sie in unserem Leben und unseren Gedanken verankert. Gewohnheiten laufen also größtenteils automatisch ab. Doch auch alte, schlechte Gewohnheiten können immer einmal wieder durchbrechen und gewinnen hin und wieder die Oberhand – besonders an anstrengenden und stressigen Tagen. Außerdem lassen sich schlechte Routinen leider viel leichter etablieren als gute und auch wenn wir wissen, dass sie uns nicht guttun, fällt es uns oftmals schwer, ihnen abzuschwören. Schlechte Gewohnheiten können uns nach einem anstrengenden Tag ein gutes Gefühl versprechen und dadurch wie eine Art Belohnung auf uns wirken. Doch wenn einmal wieder keine Pause von dem hektischen Alltag in Sicht zu sein scheint, sind gute Vorsätze eine Frage der Priorisierung und der bewussten Entscheidung gegen schlechte Routinen. All unsere Motivation wird uns am Ende des Tages nichts nutzen, wenn wir uns nicht bewusst dazu entscheiden, unsere Pläne umzusetzen und unsere Ziele durch etablierte Routinen zu verwirklichen – ganz gleich, ob es sich um Sport, eine gesunde Ernährung, Stabilisations- und Dehnübungen, Atem- oder Entspannungsübungen handelt. Denn wenn wir etwas wirklich wollen, überzeugt und hoch motiviert sind, unsere Ziele zu erreichen, und eine Änderung in unserem Leben herbeiführen wollen, dann werden wir das auch schaffen.

Gesunde Routinen für zwischendurch:

- Jeden Tag einige Seiten lesen.
- Direkt nach dem Aufstehen mit einem Glas Wasser in den Tag starten und über den Tag verteilt immer wieder Wasser trinken, um nicht zu dehydrieren.
- Regelmäßig Zeit für das eigene Projekt einplanen, auch wenn es nur fünf Minuten pro Tag sind – z. B.: jeden Tag Liegestütze üben oder jeden Tag zehn Vokabeln in einer anderen Sprache lernen.
- So viele Schritte am Tag sammeln und so viel bewegen wie möglich – z. B. durch: Treppen statt Aufzug, etwas weiter vom Eingang entfernt parken oder mit dem Fahrrad anstatt mit dem Auto fahren
- Täglich Meditations-, Entspannungs- und Atemübungen praktizieren.
- Eine Morgen- sowie eine Abendroutine entwickeln (siehe Hauptkapitel „Das Psoas-Büro-Training“).
- Ein Dankbarkeitstagebuch führen und jeden Tag mindestens drei Dinge aufschreiben, für die Sie dankbar sind.
- Immer das eigene Ziel vor Augen haben und den Grund dafür kennen, warum Sie etwas erreichen möchten.

UNANGEPASSTES TRAINING

Das falsche Training ist nicht nur ein Problem von Trainingsanfängern, sondern auch immer wieder bei Menschen zu beobachten, die regelmäßig und schon länger trainieren. Trotz guter Absicht bewirken falsche Übungsausführungen, Übertraining und nicht auf den individuellen Körper angepasste Trainingseinheiten das Gegenteil. Obwohl der Sport uns fit halten sollte, schaden wir lediglich unserer Gesundheit damit.

Sport ist nicht nur das beste Mittel für eine gekräftigte Muskulatur, stabile Knochen und einen starken Herz-Kreislauf, sondern auch eine wahre Wunderwaffe zum Abschalten, zum Stressabbau sowie zur Steigerung der seelischen Gesundheit. Damit kommt dem Sport nicht nur im Zuge unseres Wohlbefindens eine erhebliche Bedeutung zu, denn die Bewegung setzt auch für viele wichtige Körperfunktionen wichtige Reize. So ist unser Organismus auf Bewegungsreize angewiesen, um nicht nur physisch optimal zu funktionieren und gesund zu sein, sondern auch psychisch.

Die Bedeutung körperlicher Aktivität kann gar nicht oft genug hervorgehoben werden. Doch sportliche Betätigung kann sich nur dann positiv auf Körper, Seele und Geist auswirken, wenn wir sie auch richtig ausführen, an unsere körperlichen Begebenheiten anpassen und unserem Körper auf der anderen Seite auch einmal eine Pause gönnen. Besonders Anfängern fehlt zu Beginn des Trainings häufig ein ausgeprägtes Körpergefühl für die richtige Übungsauswahl sowie Übungsausführung, was oftmals dazu führt, dass sie ihre eigenen Belastungsgrenzen falsch einschätzen und sich überfordern, woraus nicht selten Verletzungen resultieren. Viele Menschen, die erstmalig mit einer festen Sportroutine beginnen und zum Ziel haben, etwas an ihrem Körper und ihrer Gesundheit zu verändern, haben oftmals viel zu hohe Erwartungen, hoffen darauf, unrealistisch schnelle Ergebnisse zu erzielen, ihre Kraft in kürzester Zeit stark zu steigern, sofort sichtbare Muskulatur aufzubauen oder mehrere Kilos in einer Woche zu verlieren. Gefährliches Halbwissen kann dann nicht nur dazu führen, dass vermehrt falsche Bewegungen ausgeführt werden und das Verletzungsrisiko steigt, sondern auch, dass sie viel zu schnell aufgeben, weil sie mit vollkommen falschen und unrealistischen Erwartungen in ihre sportliche Reise gestartet sind. Gerade dann, wenn man sich das erste Mal an Gewichte herantraut, ist es ratsam, sich Unterstützung von Fachleuten oder anderen erfahrenen Sportlern zu holen. Im Zuge dessen gibt es einige Sportler, die den Hang dazu haben, Beschwerden und Verletzungen nicht ernst zu nehmen und unter Schmerzen weiter zu trainieren. Unser Körper signalisiert uns, sobald er an seine Grenzen stößt und nicht mehr weitermachen kann. Ignorieren wir diese Signale, werden wir früher oder später unter Verletzungen leiden und unter Umständen sogar gar nicht mehr trainieren können. Im Zweifelsfall sollten wir uns deshalb immer an erfahrenes Fachpersonal wenden, unseren falschen Stolz beiseiteschieben und uns vorsorglich eine Expertenmeinung einholen.

In jedem Fall sollten wir immer der körperlichen Aktivität nachgehen, die uns Freude bereitet und uns glücklich macht. Ganz gleich, welche Tätigkeit oder Sportart das auch sein mag, wichtig ist, dass jeder von uns die Sportart seiner Wahl beherrscht und die Bewegungsabläufe und Techniken korrekt ausführt, um potenzielle Verletzungen zu vermeiden und über eine längere Zeit Spaß an der Bewegung haben zu können.

Tipps für den Trainingsstart:

1. Finden Sie den richtigen Sport für sich, denn für das, was Sie erreichen möchten, müssen Sie auch trainieren. Wenn Sie einen Marathon laufen wollen, müssen Sie Ihren Fokus auf die Ausdauer legen, doch wenn Ihr Ziel der Aufbau von Muskulatur ist, ist das Krafttraining das Richtige für Sie.

2. Starten Sie langsam, seien Sie geduldig und geben Sie niemals auf. Motivation ist das, was Sie beginnen lässt, doch nur Disziplin wird Sie langfristig zu Ihrem Ziel bringen. Konzentrieren Sie sich also darauf, zunächst eine Grundlage für Ihr Training zu schaffen, und gewöhnen Sie sich an die Intensität, der Sie im Training begegnen.

3. Setzen Sie sich klare Ziele und halten Sie sich diese immer vor Augen. Überlegen Sie sich außerdem, auf welchem Weg Sie diese Ziele erreichen möchten und was Sie dafür tun müssen.

4. Die Technik geht den Gewichten immer voraus. Führen Sie die Übungen Ihres Trainingsplans immer erst ohne Gewichte aus und steigern Sie sich langsam und kontinuierlich. Erst dann, wenn Sie die Techniken gemeistert haben, sollten Sie Ihr Trainingsgewicht steigern.

5. Suchen Sie sich feste Trainingszeiten, zu denen Sie den Sport in Ihren Alltag etablieren. Wenn Sie eine Routine entwickeln, ist es wahrscheinlicher, dass das Training auch langfristig einen festen Platz in Ihrem Leben einnimmt. Machen Sie den Sport und ein gesundes Leben zur Priorität.

6. Gehen Sie nicht planlos in eine Trainingseinheit, sondern überlegen Sie sich im Vorfeld konkret, welche Muskelgruppe(n) Sie mit welchen Übungen trainieren möchten.

7. Vielen Menschen hilft es, sich für das Training Trainingspartner zu suchen. Denn gemeinsam schafft man bekanntlich mehr als alleine.

8. Regenerationspausen sind genauso wichtig wie Trainingstage.

9. Bereiten Sie Ihren Körper im Training auf die bevorstehende Intensität vor, indem Sie sich richtig warm machen.

10. Probieren Sie vielleicht einmal eine neue Herangehensweise aus und nehmen Sie sich anstatt ganz vielen Vorsätzen nur eine einzige Sache vor, die Sie dann aber auch konsequent durchführen.

11. Vergessen Sie bei all der Disziplin nicht, Spaß an der Sache zu haben und die Dinge zu tun, die Sie glücklich machen.

Der Psoas-Trainingsguide

Im nachfolgenden Psoas-Trainingsguide finden Sie eine bunte Mischung mit einer Vielzahl verschiedener Übungen, die alle im direkten Zusammenhang mit dem Psoas-Muskel stehen und diesen stets mittrainieren. Denn der Psoas ist ein wahrer Teamplayer, der nur im Zusammenspiel mit anderen Muskelgruppen optimal arbeiten und seinen Funktionen nachgehen kann. Deshalb ist es auch so ratsam, sich nicht nur ausschließlich auf den Psoas zu konzentrieren, sondern auch den um den Muskel herumliegenden Regionen Aufmerksamkeit zu schenken.

KRÄFTIGUNG

Die Core-Muskulatur

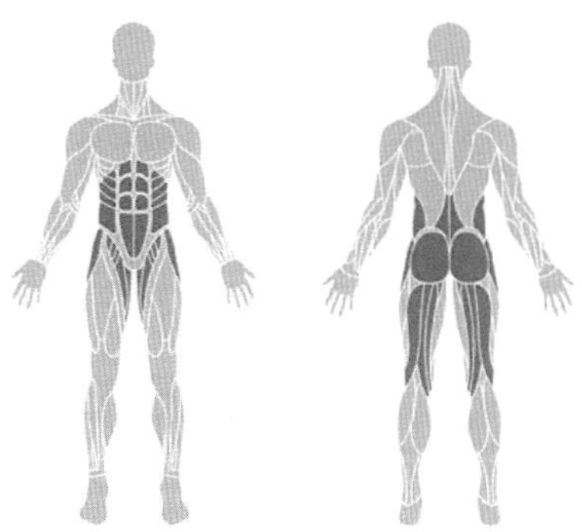

Übung 1: Flutter Kicks

Flutter Kicks, die oft auch als Scissor Kicks bezeichnet werden, trainieren primär die geraden Bauchmuskeln sowie die pyramidenförmigen Muskeln. Außerdem werden wir bei der Ausführung der Übung durch unsere schrägen Bauchmuskeln unterstützt.

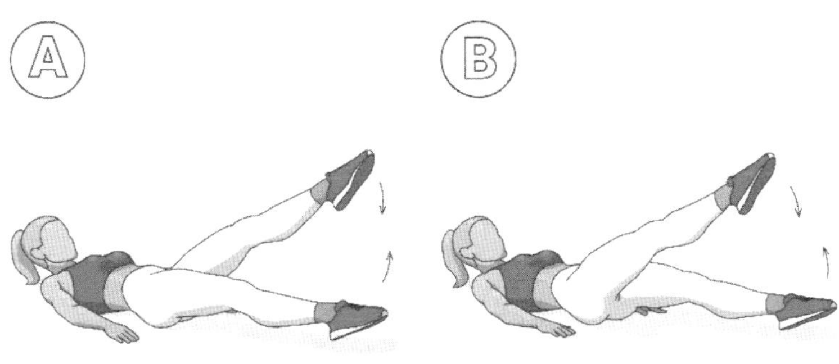

Durchführung: Die Flutter Kicks werden auf dem Rücken liegend auf einer Matte am Boden ausgeführt. Ihre Arme liegen dabei locker neben Ihrem Körper, wobei Ihre Handflächen flach auf dem Boden aufliegen. Ihr Kopf ist entspannt und befindet sich, als natürliche Verlängerung, in einer Linie mit der Wirbelsäule. Ihre Beine sind beinahe vollständig gestreckt und weisen lediglich in den Kniegelenken eine leichte Beugung auf.

Nun heben Sie beide Beine vom Boden ab und kicken sie abwechselnd hoch und wieder runter, wobei Sie die Streckung in den Beinen die ganze Zeit lang beibehalten.

Achten Sie während der gesamten Übungsausführung darauf, die Bewegungen langsam und kontrolliert auszuführen, und behalten Sie die Spannung in Ihrer Bauchmuskulatur die ganze Zeit bei. Außerdem ist es wichtig, dass Sie nicht in ein Hohlkreuz verfallen, sondern Ihren Rücken gerade auf der Matte ablegen.

Übung 2: Bicycle Crunches

Bicycle Crunches zählen zu den effektivsten Übungen, um die Bauchmuskulatur zu beanspruchen, da sie nicht nur die geraden, sondern auch die schrägen und weitere Muskeln im Bauchbereich trainieren.

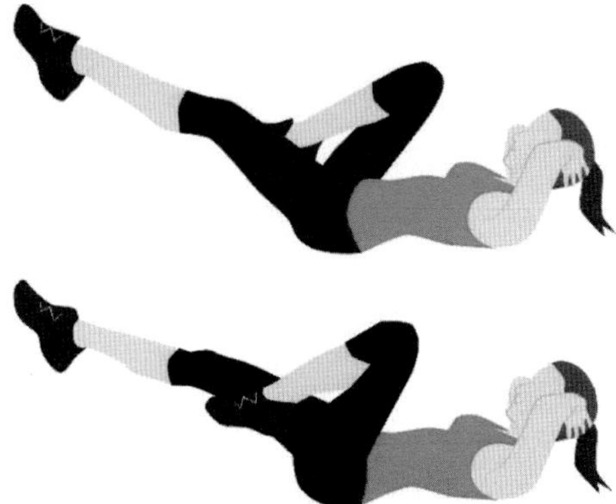

Durchführung: In der Regel werden Bicycle Crunches fließend und ohne Pause ausgeführt. Begeben Sie sich dafür zu Beginn der Übung in Rückenlage und strecken Sie Ihre Beine gerade aus. Winkeln Sie Ihre Arme an und platzieren Sie Ihre Finger seitlich vom Kopf, sodass die Oberarme parallel zur Seite zeigen. Ihr Kopf liegt weder auf der Brust noch zu stark im Nacken, sondern bildet eine natürliche Linie mit der Wirbelsäule. Heben Sie nun Ihre Beine einige Zentimeter vom Boden ab und führen Sie immer jeweils einen Ellenbogen diagonal zum gegenüberliegenden Knie. Das andere Bein bleibt während der Übungsausführung kontinuierlich gestreckt in der Luft, sodass Ihr Körper permanent unter maximaler Spannung steht. Sobald Sie Ellenbogen und Brust zum Knie führen, winkeln Sie das dem Ellenbogen gegenüberliegende Bein an, damit Sie Ihrem Oberkörper aktiv entgegenkommen können. Im Anschluss kehren Sie in die Ausgangsposition zurück, atmen ein und wiederholen den Bewegungsablauf bei der nächsten Ausatmung auf der anderen Seite.

Einige Sportler verfälschen die Übungsausführung aktiv, indem sie mit Armen oder Beinen Schwung holen. Die Bewegung sollte jedoch ausschließlich aus dem Oberkörper und der zu trainierenden Seite heraus erfolgen. Auch eine zu schnelle Übungsausführung verfälscht die Technik der Übung, lassen Sie sich daher Zeit und führen Sie die Übung genau aus. Zuletzt sollten Sie darauf achten, Ihre Hände nicht im Nacken zu positionieren, um kein Hochreißen des Kopfes zu begünstigen.

Übung 3: Plank

Die Plank ist eine der effektivsten und gleichzeitig anstrengendsten Körpergewichtsübungen für eine starke Körpermitte. Der Fokus der Plank, die auch als Unterarmstütz bekannt ist, liegt auf der gesamten Core-Muskulatur, da sie Bauch- und Rückenmuskeln gezielt aktiviert und durch das reine Halten trainiert. Hierbei aktiviert das Planking primär die geraden, die quer verlaufenden, die hinteren, die inneren und äußeren schrägen Bauchmuskeln sowie den Rückenstrecker. Darüber hinaus trainiert die Plank nicht nur den Rumpf, sondern auch die Bein-, Gesäß- und Hüftmuskulatur und stärkt Brust, Schultern, Arme und Nacken. Außerdem fördert der Unterarmstütz die Körper*spannung*, die Körper*haltung* sowie die Körper*balance*. Da Planks den gesamten Körper beanspruchen, sind sie eine perfekte Übung für ein Ganzkörpertraining.

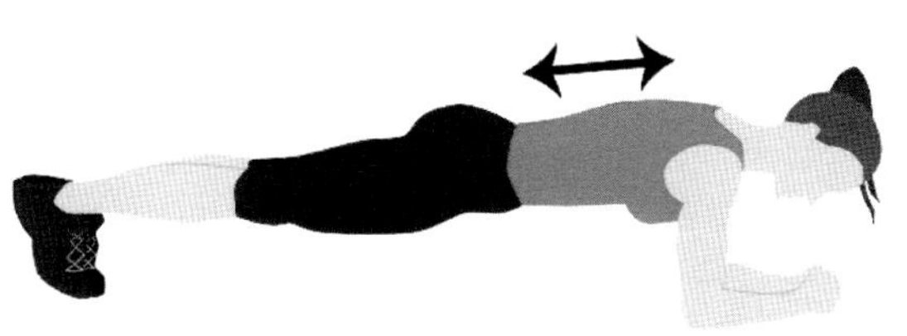

Durchführung: Um mit dem Planking zu beginnen, legen Sie sich zunächst in Bauchlage auf eine Matte. Positionieren Sie Ihre Ellenbogen unterhalb der Schultern, sodass Ihre Unterarme auf der Matte aufliegen. Verschränken Sie Ihre Hände ineinander oder lassen Sie diese alternativ mit den Handflächen zum Boden zeigend auf der Matte liegen. Ihr Nacken bildet die Verlängerung zur Wirbelsäule und bleibt dabei möglichst entspannt, wobei Ihr Kopf weder nach unten noch nach hinten in den Nacken zieht. Bauen Sie im gesamten Körper Spannung auf und drücken Sie sich nun, mit in der Matte verankerten Unterarmen, vom Boden hoch, sodass Ihr Körper lediglich durch Zehenspitzen und Unterarme gestützt wird. Ihr Gesäß ist fest angespannt, Ihre Knie durchgedrückt und Ihr Bauchnabel zieht nach innen, um die Körperspannung beibehalten zu können. Schieben Sie außerdem Ihre Schulterblätter nach hinten unten und drücken Sie Ihre Schultern von der Matte weg, um einem Durchhängen im oberen Rücken entgegenzuwirken.

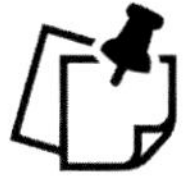

Achten Sie unbedingt darauf, sowohl einen runden Rücken als auch ein Hohlkreuz zu vermeiden. Vielmehr steht Ihr gesamter Körper unter Spannung und bildet eine gerade Linie.

Übung 4: V-Crunches

Der Trainingsreiz der V-Crunches liegt primär auf den geraden Bauchmuskeln. Darüber hinaus beanspruchen V-Crunches den pyramidenförmigen Muskel und der schräge Bauchmuskel fungiert als Unterstützer für einen einwandfreien Bewegungsablauf.

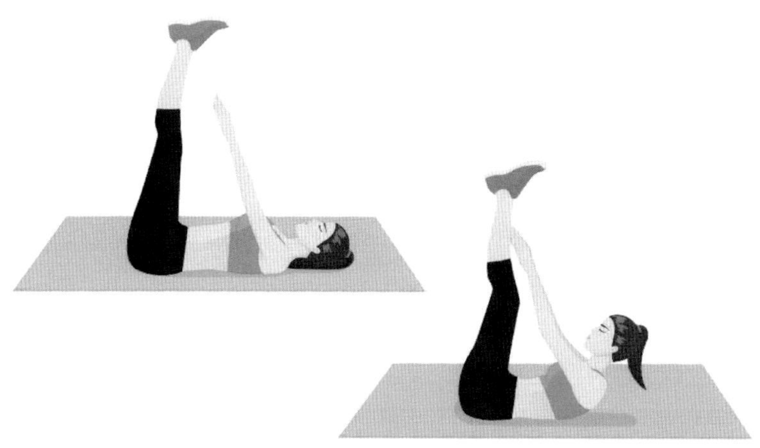

Durchführung: Legen Sie sich in Rückenlage auf eine Matte auf den Boden, wobei Ihre Schultern unbedingt auf der Matte aufliegen sollten. Ihr Kopf steht in natürlicher Verlängerung zur Wirbelsäule und der Blick geht nach oben. Anschließend heben Sie Ihre Beine senkrecht nach oben, wodurch sich Ober- und Unterkörper in einem rechten Winkel befinden.

Nun heben Sie Ihren Oberkörper kontrolliert vom Boden ab, wobei Ihre Hände in die Richtung Ihres Fußrückens ziehen und Ihre fast vollkommen durchgestreckten Beine Ihren Händen entgegenkommen. Währenddessen atmen Sie aus. Mit dem nächsten Einatmen senken Sie Ihren Oberkörper wieder zur Matte, legen dabei jedoch weder Kopf noch Schultern vollständig ab.

Übung 5: Russian Twist

Mit Russian Twists lassen sich die Bauchmuskeln zielgerichtet trainieren, wobei die Übung gleichermaßen von Anfängern, Fortgeschrittenen sowie Profis in den Trainingsplan integriert werden kann. Denn der Russian Twist lässt sich sowohl mit dem eigenen Körpergewicht als auch mit zusätzlichen Gewichten und angehobenen Füßen ausführen. Der Russian Twist trainiert die geraden und insbesondere die seitlichen Bauchmuskeln. Falls Sie die Übung mit Zusatzgewicht ausführen möchten, trainieren Sie darüber hinaus auch Ihre Schultern und Arme.

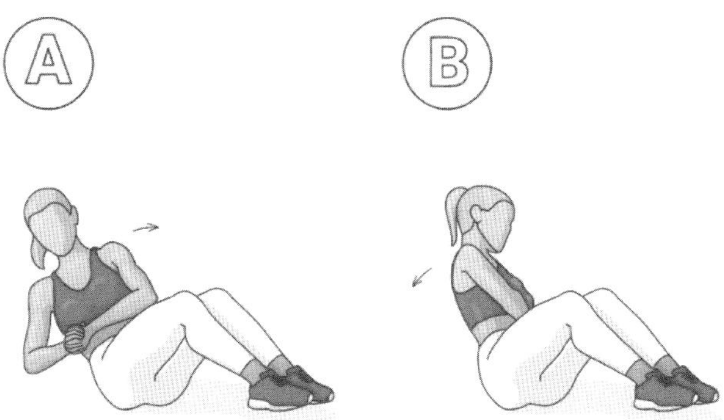

Durchführung: Setzen Sie sich zu Beginn der Übung auf eine Matte auf den Boden und lehnen Sie Ihren Oberkörper leicht zurück. Am besten wählen Sie hierfür einen Winkel von 45 Grad, sodass Sie weder zu flach liegen noch zu aufrecht sitzen. Ihr Rücken bleibt gerade, sodass Sie keinen Buckel machen. Stellen Sie Ihre Füße vor sich auf, wobei Ihre Beine leicht angewinkelt sind. Ihre Fersen, die Sie auf dem Boden abstützen, verleihen Ihnen hierbei die notwendige Stabilität. Anschließend bringen Sie Ihre Hände locker vor der Brust zusammen, um mit der Ausführung der Übung zu beginnen. Hierfür drehen Sie Ihren Oberkörper zu einer Seite, während Ihr Unterkörper in der Mitte starr bleibt und sich nicht mitbewegt. Beim Russian Twist stammt die Bewegung einzig und allein aus Ihrem Oberkörper. Kehren Sie nun in die Ausgangsposition zurück, um Ihren Oberkörper in die andere Richtung zu drehen. Hierbei ist es nicht nötig, für einen Moment in der Mitte zu verharren. Vielmehr können und sollten Sie die Bewegung fließend ausführen.

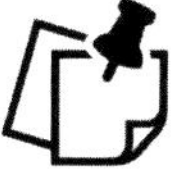

Achten Sie darauf, kontinuierlich Spannung auf Ihren Bauchmuskeln zu halten, um die Muskulatur effektiv zu trainieren.

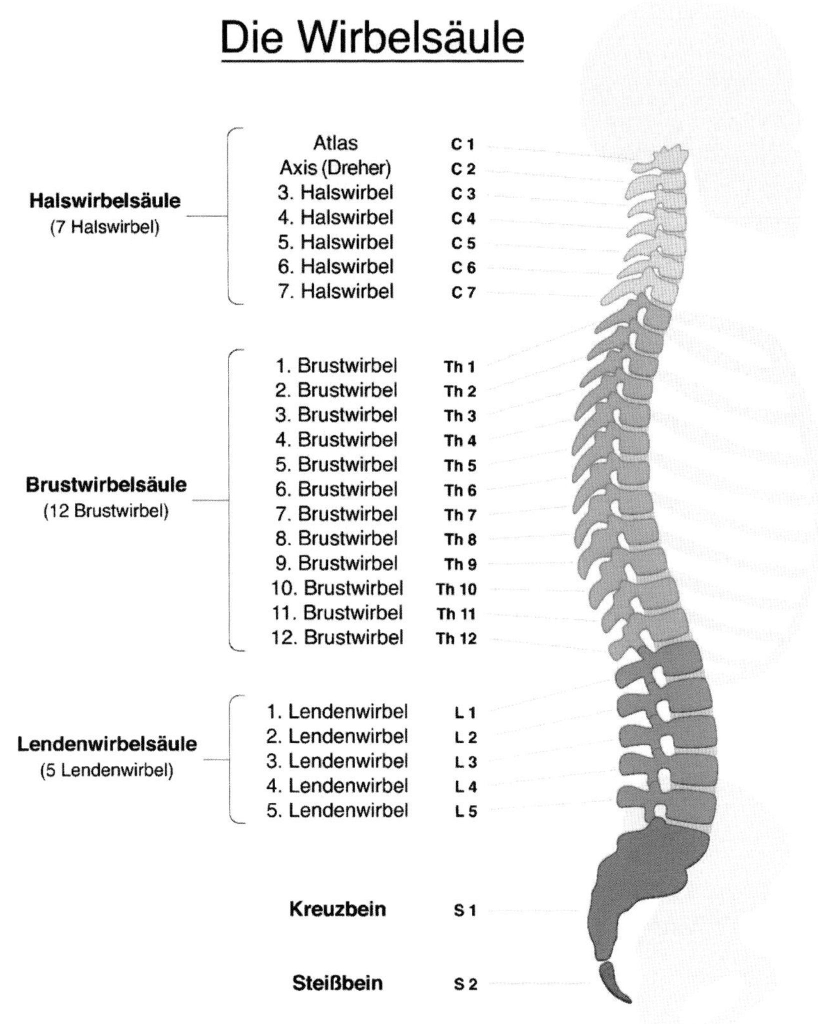
Die Wirbelsäule
Halswirbelsäule
(7 Halswirbel)
Atlas C 1
Axis (Dreher) C 2
3. Halswirbel C 3
4. Halswirbel C 4
5. Halswirbel C 5
6. Halswirbel C 6
7. Halswirbel C 7
Brustwirbelsäule
(12 Brustwirbel)
1. Brustwirbel Th 1
2. Brustwirbel Th 2
3. Brustwirbel Th 3
4. Brustwirbel Th 4
5. Brustwirbel Th 5
6. Brustwirbel Th 6
7. Brustwirbel Th 7
8. Brustwirbel Th 8
9. Brustwirbel Th 9
10. Brustwirbel Th 10
11. Brustwirbel Th 11
12. Brustwirbel Th 12
Lendenwirbelsäule
(5 Lendenwirbel)
1. Lendenwirbel L 1
2. Lendenwirbel L 2
3. Lendenwirbel L 3
4. Lendenwirbel L 4
5. Lendenwirbel L 5
Kreuzbein S 1
Steißbein S 2

Übung 1: Bird Dog

Das diagonale Arm- und Beinheben aus dem Vierfüßlerstand heraus fördert die Stabilität Ihrer Lendenwirbelsäule, indem es sowohl Ihren Rücken als auch Ihren Hüftstrecker stärkt. Zusätzlich trainieren Sie die Muskeln in Ihrem gesamten Rumpfbereich und tragen damit zur Desensibilisierung von Rückenschmerzen bei. Darüber hinaus zeigt Ihnen die Übung, wie Sie Schultern und Hüfte bewegen können, ohne dabei Ihre Wirbelsäule zu destabilisieren.

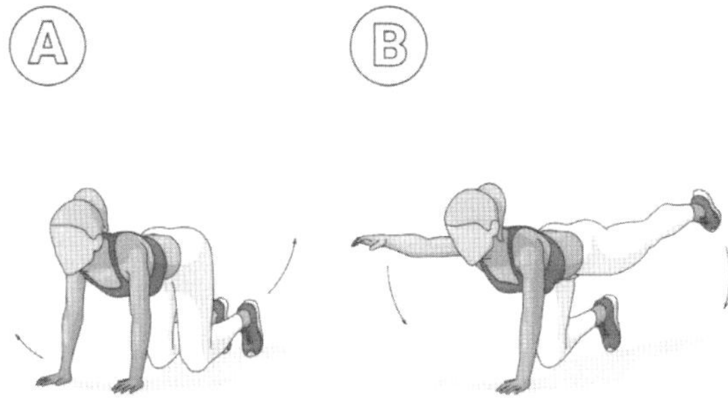

Durchführung: Begeben Sie sich zu Beginn der Übung in den Vierfüßlerstand und bringen Sie Ihre Wirbelsäule in die für Sie am angenehmsten und am wenigsten schmerzhafte Position, indem Sie sie vorsichtig beugen und strecken. Ihre Hände positionieren Sie unter Ihren Schultern und Ihre Knie unter den Hüftgelenken. Außerdem sind Knie und Hüfte rechtwinklig gebeugt und im Bereich Ihrer Lendenwirbelsäule bildet sich ein leichtes, natürliches Hohlkreuz, wodurch sich ihre Brustwirbelsäule leicht aufwärts krümmt. Spannen Sie Ihre Bauchmuskeln so stark an, dass Sie die nachfolgende Bewegung einzig aus Schultern und Hüfte heraus ausführen können. Gerne können Sie sich hierfür vorstellen, dass Ihnen jemand in die Magengegend schlagen würde und Sie Ihre Bauchmuskeln aufgrund dessen anspannen müssen. Nun heben Sie gleichzeitig Ihren linken Arm und Ihr rechtes Bein langsam und kontrolliert an, wobei die Bewegung jeweils auf Schulter- sowie auf Hüfthöhe enden sollte. Während der gesamten Übung bleibt Ihre Wirbelsäule starr und wird nicht mitbewegt. Die Bewegung erfolgt einzig und allein aus Ihrem Schulter- und Hüftgelenk heraus. Optional können Sie außerdem noch eine Faust in Ihrer angehobenen Hand ballen und den angehobenen Fuß anwinkeln, um in Beinrückseite, Po sowie im unteren Rücken zusätzliche Muskelspannung zu erzeugen.

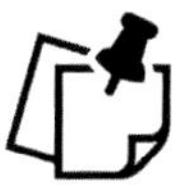

Sollten Sie einen extrem empfindlichen Rücken haben, können Sie die Übung zu Beginn erst einmal im Dreifüßlerstand ausführen und lediglich ein Bein anheben, ohne dabei den gegenüberliegenden Arm mitzubewegen.

Übung 2: Superman

Der Superman zählt zu den klassischen Ganzkörperübungen, der uns mehr Ausdauer, Kraft und Stabilität entlang unserer Körperrückseite spendet. Neben dem Rückenstrecker trainiert die Übung sekundär auch den großen Gesäßmuskel sowie den Beinbizeps. Außerdem aktiviert der Superman die Muskeln, die tief im Lenden-Becken-Bereich liegen, und unterstützt damit aktiv die Stabilisierung des Lenden- und Hüftstreckers.

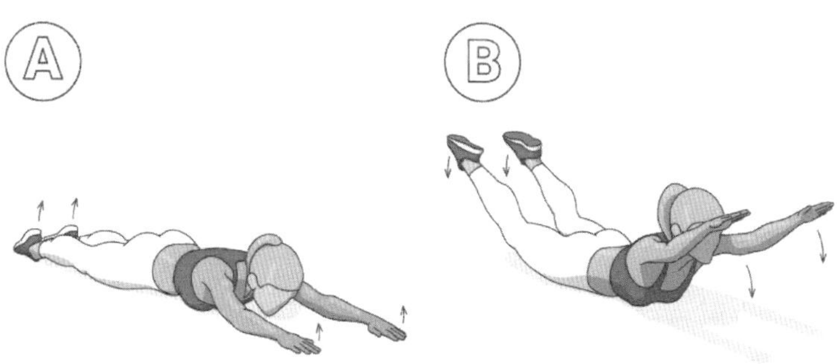

Durchführung: Nehmen Sie sich eine Fitnessmatte zur Hand, die Sie auf dem Boden platzieren, und legen Sie sich anschließend flach auf den Bauch darauf. Strecken Sie Ihre Arme nach oben über Ihren Kopf und spannen Sie Ihren Körper an. Heben Sie nun Ihren Oberkörper sowie Ihre Beine zur selben Zeit an, halten Sie Ellenbogen und Knie gerade und stoppen Sie die Bewegung am höchsten Punkt. Ihre Augen blicken entweder nach vorne oder auf den Boden, wobei Ihr Nacken stets gerade bleibt. Halten Sie die Position für einige Sekunden und senken Sie Ihre Glieder anschließend zum Boden zurück, um die nächste Wiederholung ausführen zu können.

Achten Sie darauf, keine ruckartigen Bewegungen auszuführen und Arme und Beine immer kontrolliert vom Boden abzuheben und wieder zu senken. Ihr Kopf sollte sich zudem stets in Verlängerung zur Wirbelsäule befinden. Hals und Nacken bleiben demnach in einer geraden und neutralen Position und werden nicht überstreckt, um keine Beschwerden im Nackenbereich zu riskieren.

Übung 3: Katze-Kuh

Die Katze-Kuh-Übung stammt aus dem Yoga und zielt darauf ab, die Rückenmuskulatur zu mobilisieren, Verspannungen zu lösen und die Flexibilität der Wirbelsäule zu fördern, da die Übung diese der Länge nach durchbewegt und damit die gesamte Rückenmuskulatur streckt.

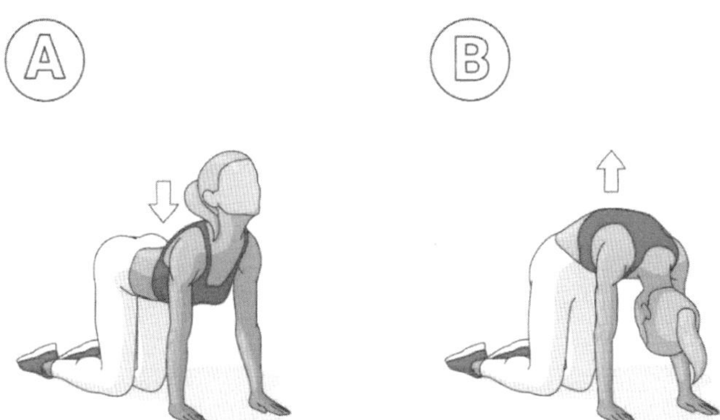

Durchführung: Die Ausgangsposition dieser Übung ist der Vierfüßlerstand, wobei Sie Ihre Hände direkt unterhalb Ihrer Schultern ablegen und Ihre Arme dabei senkrecht gestreckt sind. Knie und Füße ruhen hüftbreit auf der Matte und Ihr Gewicht ist zu gleichen Teilen auf Händen und Knien verteilt.

Atmen Sie langsam, kontrolliert und tief ein. Mit der nächsten Ausatmung ziehen Sie Ihren Bauchnabel ein und kippen gleichzeitig Ihr Becken. Ihr Kinn zeigt zur Brust, Ihr Blick wandert nach unten und Sie ziehen Ihre Schulterblätter auseinander, sodass sich Ihre Wirbelsäule automatisch in Richtung der Decke bewegt. Atmen Sie nun wieder ein, senken Sie Ihren Bauch zum Boden, ziehen Sie Ihre Schulterblätter nach hinten und kommen Sie in ein geführtes Hohlkreuz, wobei Ihr Blick nach oben wandert. Achten Sie außerdem darauf, dass Ihr Rücken hierbei nicht durchhängt.

Mit der nächsten Ausatmung wechseln Sie erneut von der Rückbeuge (Kuh) in den Katzenbuckel und wiederholen diesen Wechsel für einige Male. Falls Sie möchten, können Sie für einige Atemzüge in den jeweiligen Stellungen verweilen.

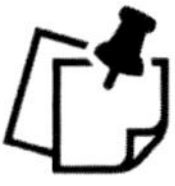

Sollten Sie unter Nackenproblemen leiden, beugen Sie Ihren Kopf nicht nach unten, sondern lassen diesen gerade. Bei Beschwerden in den Knien können Sie sich außerdem eine Decke unterlegen.

Übung 4: Scheibenwischer

Damit unsere täglichen Drehbewegungen keine Belastung für die (Lenden-) Wirbelsäule darstellen, sollten die für diese Bewegung notwendigen Muskeln, zum Beispiel durch den Scheibenwischer, gestärkt werden.

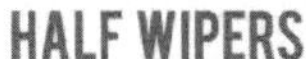

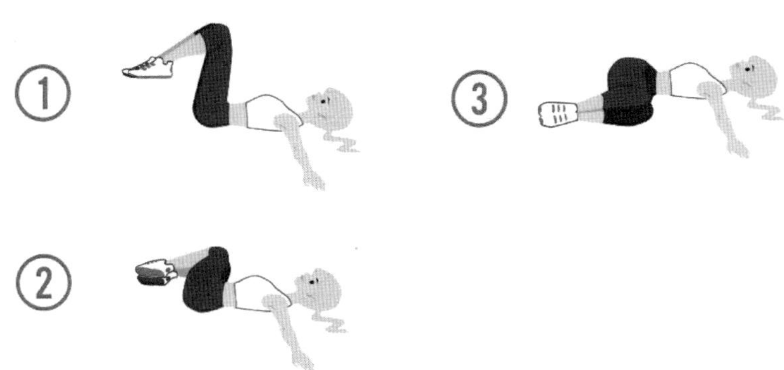

Durchführung: Hierfür legen Sie sich in Rückenlage auf die Matte und positionieren Ihre Arme auf Höhe der Schultern bzw. der Brust. Im Anschluss ziehen Sie beide Knie in Richtung Oberkörper und beugen Ihre Kniegelenke zu etwa 90 Grad, sodass Ihre Schienbeine parallel zum Boden positioniert sind. Verankern Sie nun Ihren unteren Rücken fest in der Matte und arbeiten Sie aus dem Bauch heraus.

Anschließend lassen Sie beide Knie jeweils zu einer Seite kippen, legen diese aber nicht auf der Matte ab. Danach führen Sie Ihre Knie über die Mitte langsam und kontrolliert zur anderen Seite und beenden den Bewegungsradius erneut oberhalb des Bodens. Während der gesamten Übungsausführung behalten Ihre Schultern den Kontakt zum Boden bei und Kopf sowie Oberschenkel bleiben stabil.

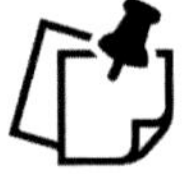

Achten Sie darauf, ruckartige Bewegungen zu vermeiden, und drücken Sie Ihren unteren Rücken stets fest in die Matte, sodass Sie nicht ins Hohlkreuz verfallen.

Übung 5: Side Plank

Der Seitstütz ist ein klassischer Allrounder, der die gesamte Körpermitte, die Außenseiten der Beine sowie die Schultern stärkt. Darüber hinaus stabilisiert der Seitstütz die Wirbelsäule und kann Rückenbeschwerden vorbeugen.

SIDE PLANK

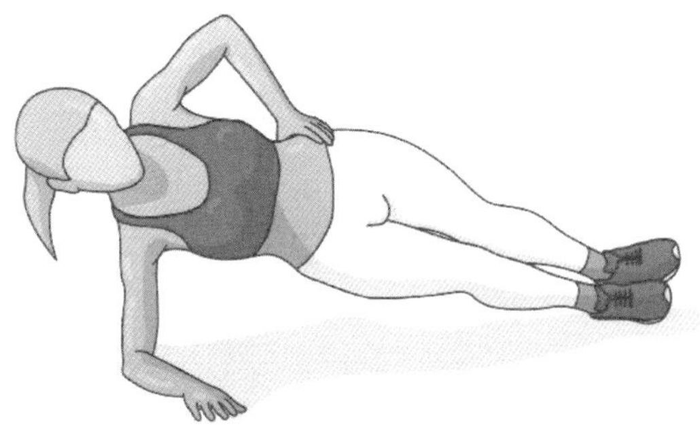

Durchführung: Legen Sie sich zu Beginn der Übung in Seitenlage auf die Matte und platzieren Sie Ihren Ellenbogen unterhalb der Schulter. Ihr Unterarm liegt dabei parallel und ausgestreckt zum Mattenende flach auf. Nun stützen Sie sich jeweils auf Ihrem rechten Ellenbogen und beiden Füßen ab, wobei Sie den oberen Fuß entweder auf dem unteren ablegen oder ihn davor platzieren können. Währenddessen spannen Sie Ihre Bauchmuskulatur an, halten Ihre Hüfte stabil und schieben diese in Richtung Decke. Halten Sie Ihren Kopf außerdem als natürliche Verlängerung der Wirbelsäule, sodass Ihr Körper eine gerade Linie bilden kann.

Achten Sie darauf, dass Sie bei Übungsausführung nicht mit Ihrer Körpermitte durchhängen.

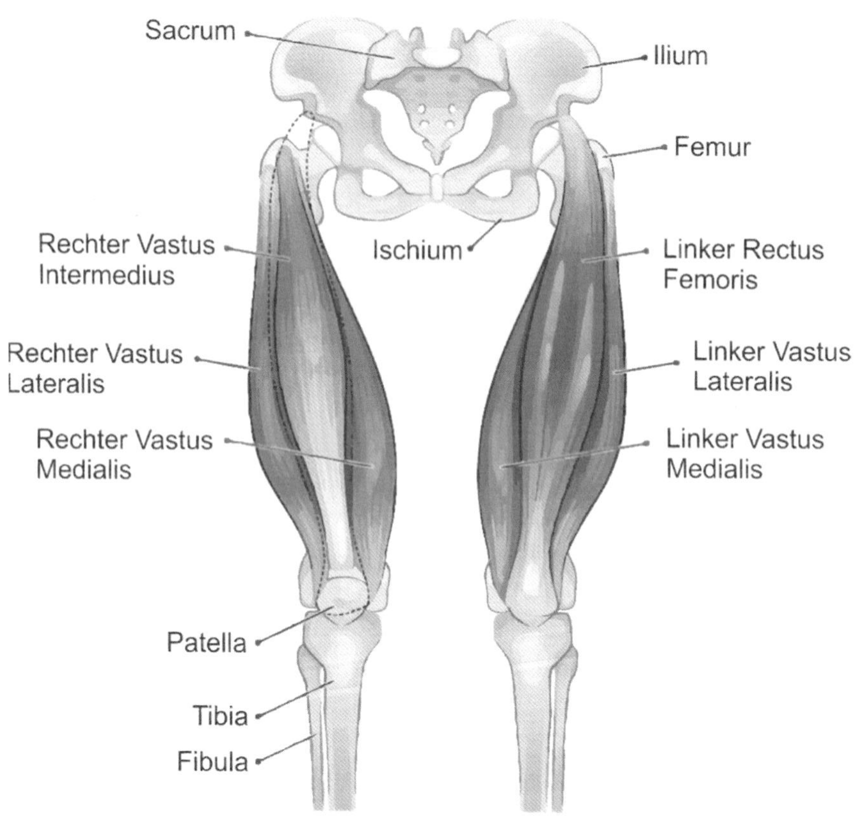
Quadrizeps
„Unterschenkelstrecker"
Sacrum
Ilium
Femur
Ischium
Rechter Vastus Intermedius
Linker Rectus Femoris
Rechter Vastus Lateralis
Linker Vastus Lateralis
Rechter Vastus Medialis
Linker Vastus Medialis
Patella
Tibia
Fibula

Übung 1: Kniebeuge

Die Kniebeuge ist eine Königin der Grundübungen, die den gesamten Körper beansprucht. Primär ist die Kniebeuge jedoch eine Kraftübung zur Stärkung der Beine, die insbesondere die Oberschenkelvorderseite, die Gesäßmuskeln sowie die *ischiocrurale* Muskulatur (Oberschenkelrückseite), oft nur Ischios genannt, trainiert. Sekundär beansprucht die Kniebeuge außerdem den Rückenstrecker, die Bauchmuskeln, die Adduktoren sowie die Wadenmuskulatur. Aufgrund ihrer Komplexität sollte die Übungsausführung der Kniebeuge in jedem Fall priorisiert und die Technik gemeistert werden, bevor auf Zusatzgewichte zurückgegriffen wird.

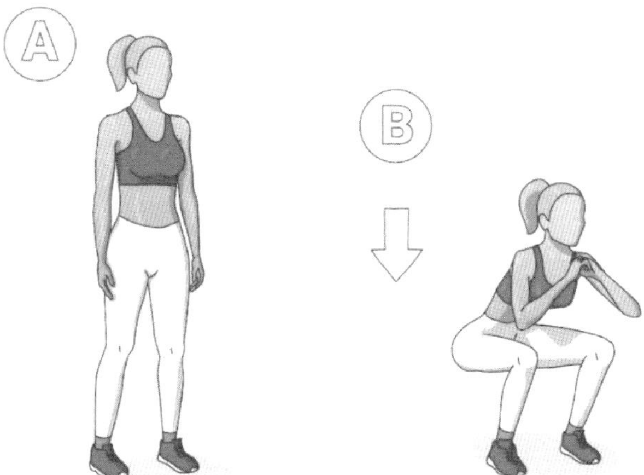

Durchführung: Stellen Sie sich zu Beginn der Übungsausführung mindestens schulterbreit auf. Verlagern Sie Ihr Gewicht auf Ihren kompletten Fuß, den Sie zusammen mit Ihren Knien leicht nach außen rotieren. Spannen Sie Ihre Core-Muskulatur an und atmen Sie tief ein, um im Bauchinnenraum Druck aufzubauen. Gehen Sie nun kontrolliert in die Knie, indem Sie Ihre Hüfte nach hinten schieben und Ihren Oberkörper gleichzeitig aufrecht halten. Ihr Rücken bleibt während der gesamten Übungsausführung gerade und fällt zu keiner Zeit in ein Hohlkreuz. Kippen Sie hierfür Ihr Becken leicht nach vorne. Sobald Sie am untersten Punkt angelangt sind, bereiten Sie die Aufwärtsbewegung vor und richten sich kontrolliert wieder auf, wobei Ihr Rücken ebenfalls die ganze Zeit über gerade bleibt. Atmen Sie auf dem Weg nach oben aus, um Ihre gesamte Muskelkraft zu mobilisieren.

Achten Sie darauf, dass Ihre Knie während der Übung nicht nach innen rotieren.

Übung 2: Ausfallschritte

Ausfallschritte, auch unter der Bezeichnung Lunges bekannt, sind eine sehr beliebte Übung für das Beintraining – und das zurecht. Denn trotz relativ simpler Bewegungsausführung können Lunges in verschiedenen Variationen ohne und mit zusätzlichem Gewicht oder Equipment ausgeführt werden. Primär trainieren Ausfallschritte den Quadrizeps sowie den Gluteus Maximus, sie beanspruchen zudem aber auch den Beinbizeps, den Plattensehnenmuskel, die Wadenmuskulatur sowie den Halbsehnenmuskel. Darüber hinaus sind starke Bauch- und Rumpfmuskeln notwendig, um bei der Übungsausführung nicht in ein Hohlkreuz zu fallen.

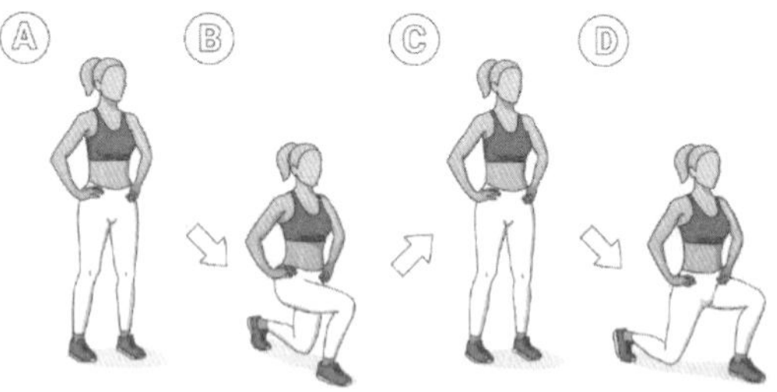

Durchführung: Stellen Sie sich zunächst hüftbreit auf, halten Sie Ihren Rücken aufrecht und blicken Sie nach vorne. Ihre Arme können Sie entweder in Ihrer Hüfte abstützen, sie vor Ihrem Körper zueinander bringen oder an den Seiten Ihres Körpers herunterhängen lassen. Spannen Sie anschließend Ihre Bauchmuskulatur an, bevor Sie mit einem Bein einen Schritt nach vorne machen. Ihr vorderes Knie sollten Sie dabei ungefähr in einem rechten Winkel beugen. Ihre Fußspitze zeigt leicht nach außen. Bewegen Sie nun Ihren gesamten Körper nach unten, atmen Sie gleichzeitig ein und halten Sie Ihren Rücken währenddessen aufrecht. Ihr Kopf befindet sich in natürlicher Verlängerung zur Wirbelsäule und neigt weder zu weit nach vorne noch zu weit nach hinten. Atmen Sie anschließend wieder aus, drücken Sie die Ferse Ihres vorderen Fußes wieder kontrolliert nach oben und kommen Sie in die Ausgangsposition zurück.

Achten Sie darauf, dass Ihre Knie während der Übung nicht nach innen rotieren und der Winkel in Ihrem vorderen Knie nicht zu spitz ist. Wenn Sie möchten, können Sie die Ausfallschritte außerdem anstatt vorwärts (Forward Lunges) auch einmal rückwärts (Reverse Lunges), im Gehen (Walking Lunges) oder seitlich (Side Lunges) ausprobieren.

Übung 3: Box Jumps

Box Jumps lassen sich dem Schnellkrafttraining zuordnen und fördern die Kraft, die Koordination, die Kondition und kurbeln den Kalorienverbrauch an. Auf muskulärer Ebene trainieren die Box Jumps primär den Quadrizeps sowie den Beinbizeps. Darüber hinaus sind außerdem der Gluteus Maximus und die Waden involviert. Abduktoren, Adduktoren und Rückenstrecker fungieren bei der Übungsausführung zudem als Hilfsmuskeln.

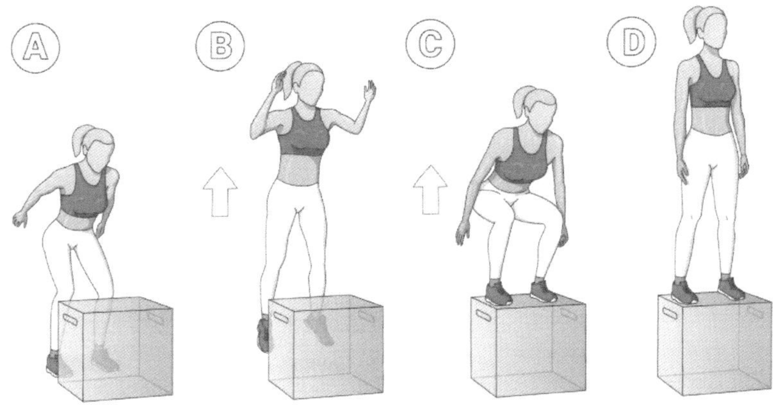

Durchführung: Suchen Sie sich zunächst eine stabile Box mit angemessener Höhe. Anschließend starten Sie mit den Box Jumps aus einer halbhohen Hocke heraus, um die vor Ihnen stehende Box überblicken zu können.

Beugen Sie Ihren Oberkörper leicht nach vorne und strecken Sie zur selben Zeit Ihre Arme nach hinten aus. Anschließend drücken Sie sich, über die Explosivkraft Ihrer Beine, vom Boden und machen sich währenddessen den Schwung Ihrer Arme zunutze. Versuchen Sie, so weich und stabil wie möglich auf der Box zu landen und mit Ihrer gesamten Fußsohle aufzusetzen. Richten Sie sich vollständig auf und steigen bzw. springen Sie im Anschluss rückwärts von der Box herunter.

Übung 4: Statischer Wandsitz

Mit dem statischen Wandsitz trainieren wir primär unseren Quadrizeps sowie unsere Gesäßmuskulatur. Darüber hinaus fungieren sowohl der Rückenstrecker als auch der Beinbizeps und die Adduktoren als Hilfsmuskeln bei der Ausführung der Übung.

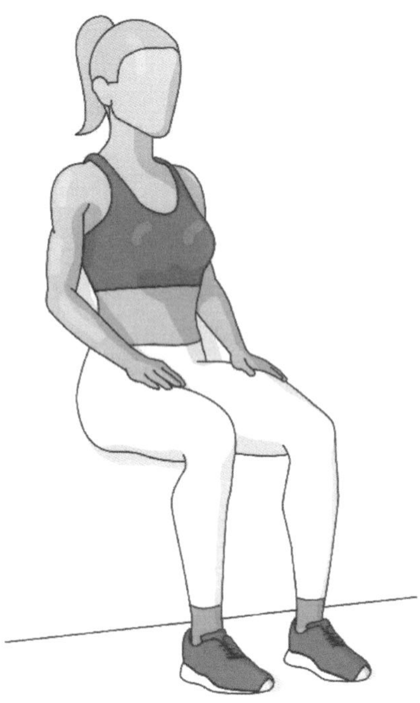

Durchführung: Stellen Sie sich mit etwa einem Schritt Abstand rückwärts zur Wand auf, wobei Sie Ihre Füße hüftbreit voneinander entfernt im Boden verankern. Ihre Fußspitzen sind leicht nach außen rotiert und Ihre Arme hängen an den Seiten neben Ihrem Körper herunter. Lehnen Sie sich nun mit gestrecktem und geradem Rücken gegen die Wand und rutschen Sie so weit nach unten, bis sich Ihre Knie in einem 90-Grad-Winkel befinden. Währenddessen bleiben Ihre Füße flach auf dem Boden und Ihr Rücken ist vollständig an die Wand gepresst, sodass Sie keinerlei Gefahr laufen, in ein Hohlkreuz zu verfallen. Wenn Sie möchten, können Sie Ihre Arme auf Ihren Oberschenkeln ablegen.

Übung 5: Bulgarian Split Squats

Bulgarian Split Squats trainieren primär den vierköpfigen Oberschenkelmuskel, den Beinbizeps sowie den Gluteus Maximus und werden bei der Übungsausführung zusätzlich durch die Abduktoren, die Adduktoren, den Rückenstrecker, den Gluteus Medius, die Bauchmuskulatur sowie durch die Dehnung des Iliopsoas unterstützt. Sie lassen sich sowohl mit als auch ohne Gewichte ausführen.

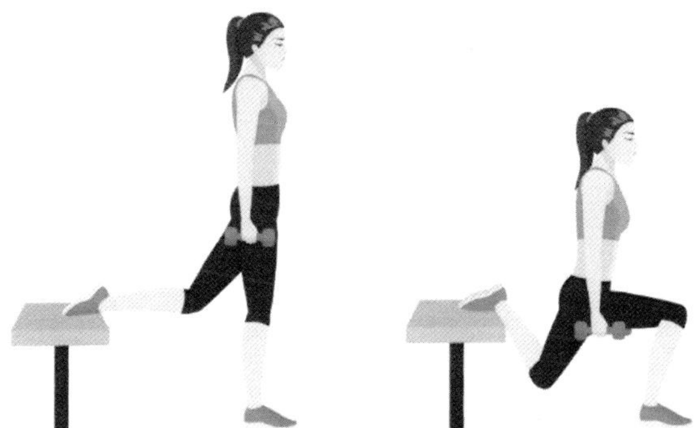

Durchführung: Für die Übungsausführung stellen Sie sich zunächst aufrecht und etwa eine Schrittbreite von einer Bank oder einem Hocker entfernt auf. Legen Sie nun Ihren Fußrücken auf der Erhöhung vollständig ab. Ihr Standbein befindet sich etwa eine Schrittbreite vor der Erhöhung, ist fast vollständig gestreckt und leicht nach außen rotiert. Ziehen Sie außerdem Ihre Schultern nach hinten und drücken Sie Ihre Brust gleichzeitig nach vorne raus. Ihre Arme können Sie entweder in Ihrer Hüfte abstützen oder sie an beiden Seiten Ihres Körpers entlang herunterhängen lassen. Im Anschluss gehen Sie langsam und kontrolliert in die Hocke, indem Sie Ihr vorderes Standbein beugen. Je näher Sie Ihr hinteres Bein dabei zum Boden bringen, umso stärker ist der Trainingsreiz, den Sie setzen. Atmen Sie also tief ein, halten Sie Ihren Oberkörper aufrecht, lassen Sie Ihren Blick geradeaus wandern und führen Sie dabei die Abwärtsbewegung der Übung aus. Am untersten Punkt angelangt, halten Sie die Position für einen Augenblick und drücken sich anschließend mit der nächsten Ausatmung aus der Ferse Ihres vorderen Fußes nach oben. Bauch und Gesäß sind dabei fest angespannt.

Achten Sie bei der Übungsausführung darauf, dass Ihre Knie nach außen rotieren, die Belastung primär auf Ihrem vorderen Bein liegt und die Kraft, die Sie für die Aufwärtsbewegung benötigen, damit auch aus dem vorderen Bein stammt. Außerdem sollten Sie darauf achten, dass die Bewegung ausschließlich aus den Beinen kommt und fehlende Kraft nicht durch Schwung kompensiert wird.

Gluteus Maximus

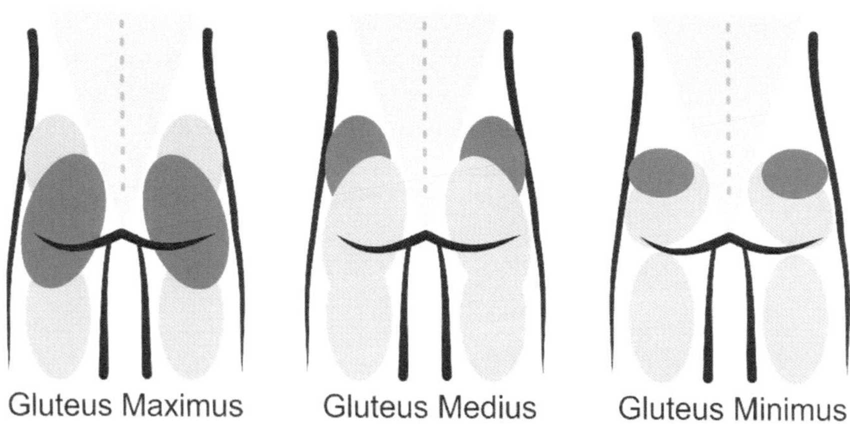

Übung 1: Hip Thrust

Hip Thrusts sind eine der beliebtesten Übungen für das Unterkörpertraining, da sie den Gluteus Maximus ausgezeichnet trainieren. Denn durch die permanente Kniebeugung bei Übungsausführung werden die Beinbeuger ausgeschaltet, wodurch sie an der Bewegung nicht mehr optimal teilnehmen können. Hierdurch muss der Gluteus Maximus den Großteil der Arbeit verrichten und wird somit effektiv trainiert. Nichtsdestotrotz stärken Hip Thrusts neben dem Gluteus Maximus auch den Beinbizeps, die Oberschenkelmuskulatur, den Rückenstrecker, den Gluteus Medius und Minimus, die Plattsehnenmuskeln sowie den Halbsehnenmuskel und sie werden bei Übungsausführung zudem durch die Bauchmuskulatur unterstützt. Sie eignen sich hervorragend für das Training mit dem eigenen Körpergewicht, können jedoch auch durch Bänder und Gewichte ergänzt werden.

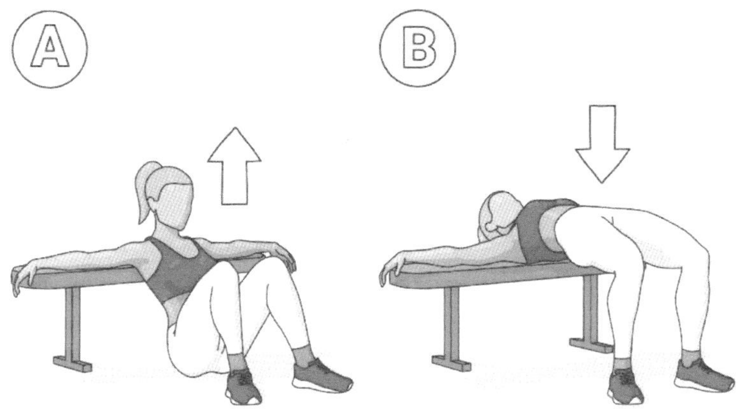

Durchführung: Zur Übungsausführung benötigen Sie eine Bank, Sie können die Hip Thrusts jedoch auch auf einem stabilen Hocker oder einer festen Couch ausführen. Die Höhe sollte in jedem Fall so gewählt sein, dass Ihr Oberkörper in der Ausgangsposition gerade ist und Ihre Knie etwa einen Winkel von 90 Grad bilden. Richten Sie Ihren Blick gerade aus, halten Sie Ihren Kopf in natürlicher Verlängerung zur Wirbelsäule und pressen Sie Ihre Schulterblätter gegen die Vorrichtung hinter Ihrem Rücken, den Sie in einem leichten Hohlkreuz halten. Idealerweise befindet sich der untere Teil Ihrer Schulterblätter dabei an der Kante der Bank. Stellen Sie Ihre Füße hüftbreit an der Stelle am Boden auf, an der sich Ihre Knie bei ausgestreckten Beinen befunden haben. Hierdurch gehen Sie sicher, dass Ober- und Unterschenkel beim Hochdrücken einen rechten Winkel bilden. Ihre Zehenspitzen sind leicht nach außen rotiert, wobei Ihre Knie diesen folgen. Spannen Sie Bauch,- Gesäß- und Beinmuskulatur an, um sich auf die Ausführung der Hip Thrusts vorzubereiten. Üben Sie nun auf Ihre Fersen Druck aus, um Ihre durchgestreckte Hüfte nach oben zu bewegen. Gleichzeitig atmen Sie aus und kippen Ihr Becken nach hinten. Ihre Arme ruhen dabei entweder auf der Bank, sind vor Ihrer Brust zusammengeführt oder halten das Gewicht. Die Aufwärtsbewegung endet, sobald Ober- und Unterschenkel einen rechten Winkel bilden und sich der Körper von Kopf bis zu den Knien in einer Linie befindet. Zudem befinden sich Ihre Schienbeine senkrecht zum Boden. An der obersten Position angelangt, spannen Sie Ihre Gesäßmuskulatur noch einmal kräftig an, bevor Sie Ihre Hüfte mit der nächsten Einatmung wieder Richtung Boden bringen. Ihre Schultern bleiben während der gesamten Übungsausführung unbewegt auf der Bank liegen.

Übung 2: Single-Leg Hip Thrust

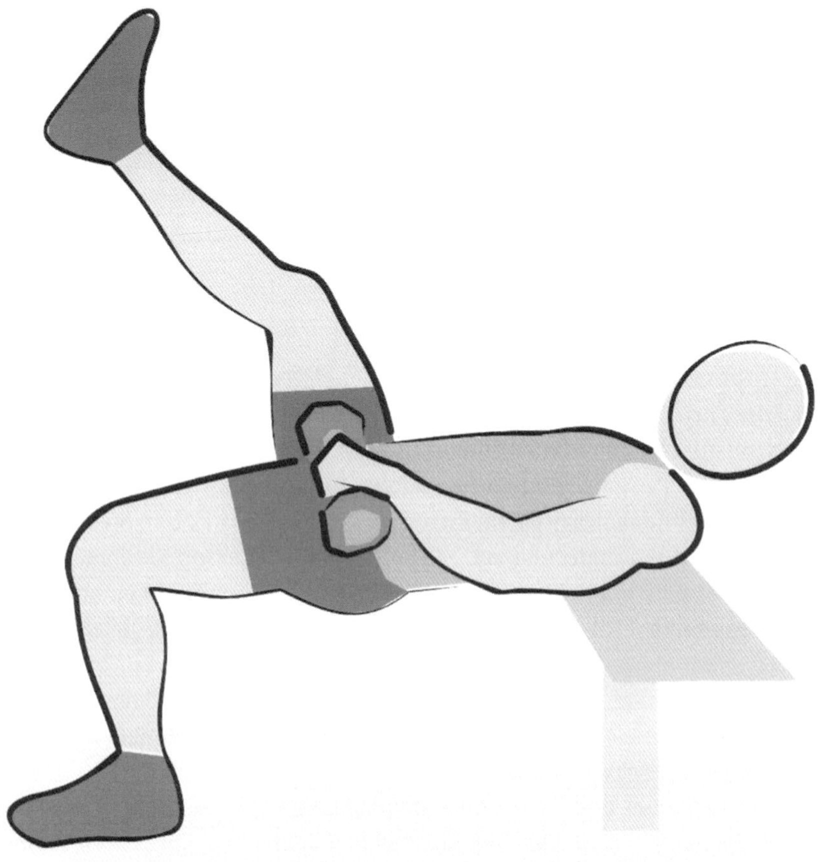

Ist die Technik vom Hip Thrust erst einmal perfektioniert, können Sie sich an einbeinige Hip Thrusts herantasten. Der Bewegungsablauf ist hierbei nämlich fast derselbe. Der einzige Unterschied ist, dass Sie dabei jeweils ein Bein in die Luft heben und lediglich mit dem anderen Bein, das fest im Boden verankert ist, arbeiten. Diese Variante des Hip Thrust erfordert etwas mehr Koordination, da sie unilateral (einseitig) ausgeführt wird. Auf der anderen Seite ermöglicht Ihnen der Single-Leg Hip Thrust den Ausgleich von muskulären Dysbalancen.

Übung 3: Donkey Kicks

Donkey Kicks eignen sich ideal für ein Training mit dem eigenen Körpergewicht, da sie keinerlei Equipment benötigen. Falls Sie ein Widerstandsband zur Verfügung haben, können Sie dieses jedoch selbstverständlich nutzen, um den Grad der Intensität zu erhöhen. Neben der Stärkung der Gesäßmuskeln trainiert die Übung außerdem die Oberschenkel sowie die Rumpfmuskulatur. Darüber hinaus fördert sie auch den Gleichgewichtssinn sowie unsere Stabilität.

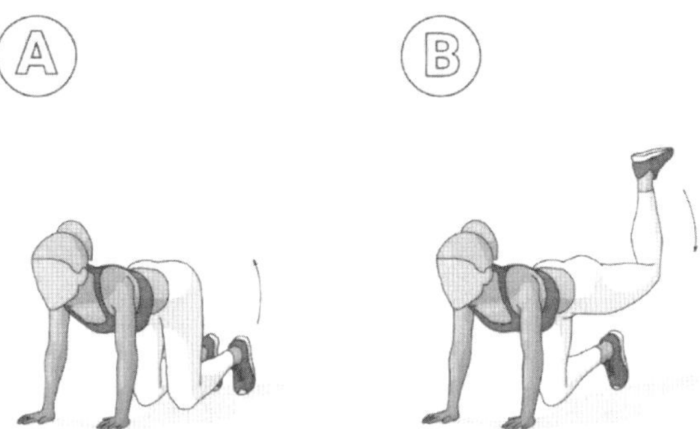

Durchführung: Kommen Sie zu Beginn der Übung zunächst in den Vierfüßlerstand, wobei Sie Ihre gestreckten Arme direkt unterhalb Ihrer Schultern positionieren. Ihr Kopf befindet sich in natürlicher Verlängerung zu Ihrer Wirbelsäule, sodass Ihr Rücken vollkommen gerade ist. Spannen Sie zusätzlich Ihre Bauchmuskulatur an, um Ihrem Rumpf Stabilität zu verleihen. Ihr Blick wandert zum Boden. Nun heben Sie ein Bein so weit nach hinten an, dass sich Ihr Oberschenkel parallel zum Boden befindet, wobei Sie einzig aus der Kraft Ihres Gluteus Maximus heraus arbeiten. Ihr Oberschenkel zeigt gerade nach oben, sodass Ober- und Unterschenkel etwa einen rechten Winkel bilden. Ihr Fuß ist pointiert und vollkommen gerade. Oberkörper, Kopf und Arme bleiben starr und bewegen sich nicht.

Am obersten Punkt des Bewegungsradius angekommen, halten Sie die Position für einen Augenblick, bevor Sie Ihr Knie mit dem nächsten Einatmen wieder in die Ausgangsposition zurückbringen. Halten Sie konstant Spannung, indem Sie Ihr Bein nicht mehr auf der Matte ablegen.

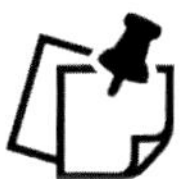

Konzentrieren Sie sich während der gesamten Übungsausführung auf Ihren Gesäßmuskel, um diesen maximal unter Spannung zu setzen.

Übung 4: Step-Up

Der Step-Up ist eine beliebte Übung für die Po- und Beinmuskulatur, die je nach Fitnesslevel erleichtert oder erschwert werden kann, da er über zahlreiche Varianten verfügt. So können Anfänger die Übung etwa ohne Gewichte und Fortgeschrittene mit Gewichten ausführen. Der Step-Up beansprucht primär den Gluteus Maximus, trainiert aber genauso auch den Quadrizeps sowie den Beinbizeps. Darüber hinaus fungieren der Rückenstrecker sowie die Adduktoren als Unterstützung bei der Ausführung der Übung.

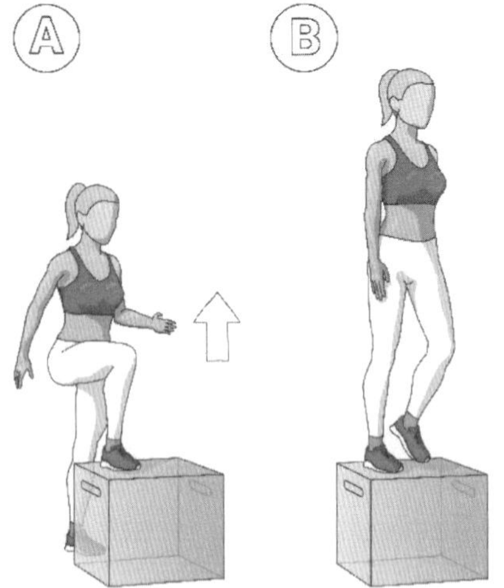

Durchführung: Stellen Sie sich aufrecht und hüftbreit vor einer Bank oder einem kleinen Hocker auf. Ihr Oberkörper ist gerade und Ihr unterer Rücken bildet, zum Schutz Ihrer Wirbelsäule, ein leichtes Hohlkreuz. Spannen Sie Ihre Bauchmuskulatur an und richten Sie Ihren Blick geradeaus. Nun stellen Sie Ihren rechten Fuß vollständig auf der Bank ab, deren Höhe so gewählt sein sollte, dass Ihr Ober- und Unterschenkel nach dem Schritt darauf etwa einen rechten Winkel bilden. Während Sie also einen Fuß auf der Bank ablegen, bleibt Ihr anderes Bein gestreckt am Boden. Ihre Arme können Sie entweder an Ihren Körperseiten herunterhängen lassen, vor Ihrem Körper zusammenbringen oder an Ihrer Hüfte abstützen. Nun drücken Sie sich mit Ihrem auf der Bank liegenden Fuß nach oben ab und atmen dabei ruhig aus. Ihr ursprüngliches Standbein bleibt durchgestreckt und folgt der Bewegung Ihrer Hüfte nach oben, sodass Sie auch Ihren rechten Fuß auf der Bank abstellen können. Anschließend atmen Sie ein und treten mit Ihrem rechten Fuß von der Bank herunter, um wieder in die Ausgangsposition zu gelangen.

Das Standbein sollte fast vollständig durchgestreckt sein, wobei das Knie durch eine leichte Beugung vor Verletzungen geschützt wird. Um die Übung außerdem ein wenig zu variieren, können Sie die Step-Ups zum Beispiel mit Zusatzgewichten durchführen oder seitlich auf die Bank aufsteigen.

Übung 5: Glute Flutter Kicks

Neben der klassischen Variante der Flutter Kicks, bei der es sich um eine Bauchübung handelt, gibt es auch die umgekehrte Übungsausführung, die vorrangig das Gesäß trainiert. Diese sogenannten Glute Flutter Kicks stärken primär den Gluteus Maximus sowie den Beinbizeps und werden bei korrekter Bewegungsausführung zusätzlich durch die geraden Bauchmuskeln unterstützt.

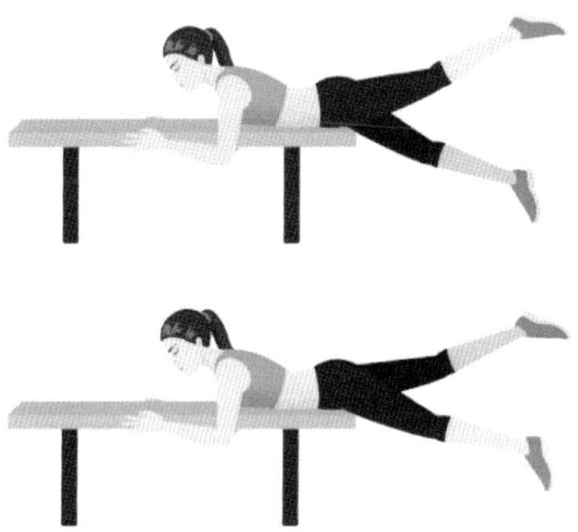

Durchführung: Für die Übungsausführung benötigen Sie idealerweise eine Bank. Falls Sie keine haben sollten, können Sie die Glute Flutter Kicks auch auf einer Matte auf dem Boden (mit etwas eingeschränktem Bewegungsradius) ausführen. Legen Sie sich in Bauchlage auf die Bank. Ihre Beine schweben in der Luft. Ihr Kopf befindet sich in natürlicher Verlängerung zur Wirbelsäule und Ihr Blick ist nach unten gerichtet. Halten Sie sich mit den Händen an der Bank fest, um Ihrem Körper die nötige Stabilität zu verleihen. Nun spannen Sie Ihre Bauchmuskulatur an und heben jeweils abwechselnd erst Ihr linkes und dann Ihr rechtes Bein in die Luft, wodurch Sie eine Art kontrollierte Scherenbewegung erzeugen. Währenddessen bleiben Ihre Beine fast vollständig gestreckt und Ihr Rücken bleibt gerade.

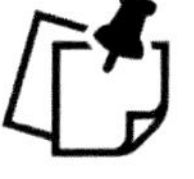

Achten Sie darauf, dass Sie eine kontrollierte Bewegung innerhalb des Bewegungsradius ausführen können. Außerdem ist es wichtig, nicht in ein Hohlkreuz zu verfallen, um keine unnötigen Verletzungen zu provozieren.

Aufrechtes Sitzen

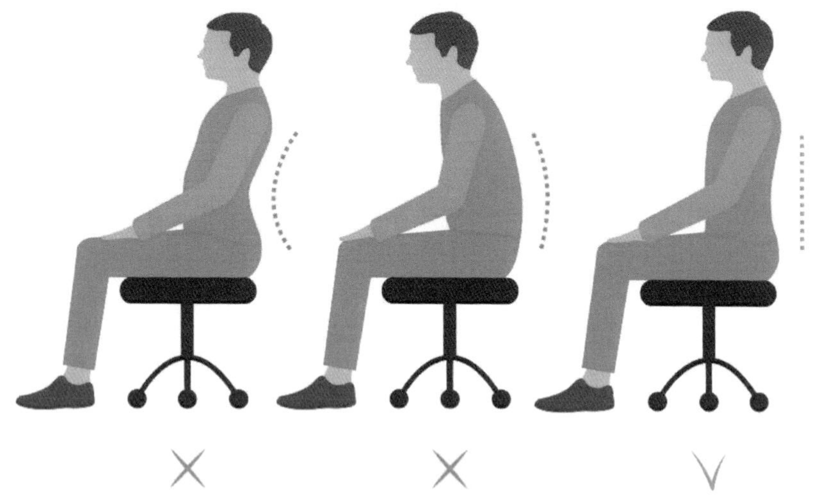

Übung 1: Face Pulls

Face Pulls sind nicht nur eine hervorragende Übung für den Muskelaufbau, sondern können uns auch helfen, muskuläre Probleme zu mindern, Schmerzen vorzubeugen und uns bei einer aufrechten Körperhaltung zu unterstützen. Sie trainieren die oftmals vernachlässigten Muskelgruppen, die sich im Schulterbereich befinden, und legen ihren Fokus dabei auf die externen Rotatoren und den hinteren Kopf des Deltamuskels. Darüber hinaus zielen sie auf den großen Rautenmuskel sowie die mittleren Fasern des Trapezmuskels ab. Aufgrund ihres relativ einfachen Bewegungsablaufs eignen sich Face Pulls für jedes Leistungsniveau.

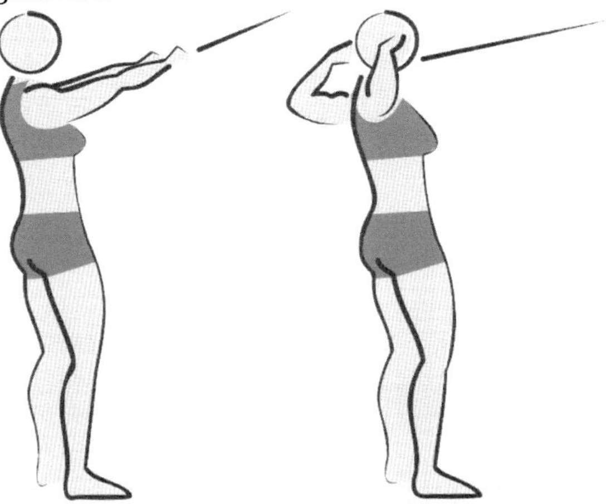

Durchführung: Befestigen Sie Ihr Widerstandsband zunächst an einer stabilen Halterung und stellen Sie sich anschließend einige Schritte davon entfernt gerade auf. Ihr Rücken befindet sich, zum Schutz der Wirbelsäule, in einem leichten Hohlkreuz. Greifen Sie nun mit beiden Händen nach dem Band und bewegen Sie es langsam und kontrolliert auf Ihr Gesicht zu. Das Band wird dabei von Ihren Ellenbogen geführt, die während der gesamten Übungsausführung oben bleiben und nach außen führen. Außerdem zeigen Ihre Daumen beim Ziehen zu Ihnen. Halten Sie das Band für einen Augenblick vor Ihrem Gesicht und bringen Sie es mit dem nächsten Einatmen wieder kontrolliert in die Ausgangsposition zurück.

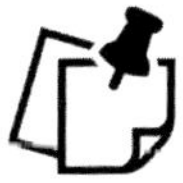

Achten Sie darauf, dass zu jeder Zeit ausreichend Spannung auf dem Band besteht, und vermeiden Sie explosive und schwungvolle Bewegungen.

Übung 2: Schulterheben vom Stuhl

Oftmals können hochgezogene Schultern die Ursache für eine schlechte Körperhaltung sein und damit dafür sorgen, dass wir nicht mehr vollständig aufrecht sitzen können. Das Schulterheben vom Stuhl kann beispielsweise einem schwachen vorderen Sägezahnmuskel entgegenwirken. Dieser befindet sich direkt unter den Brustmuskeln und zieht sich von den Schulterblättern bis hin zu den oberen Rippen.

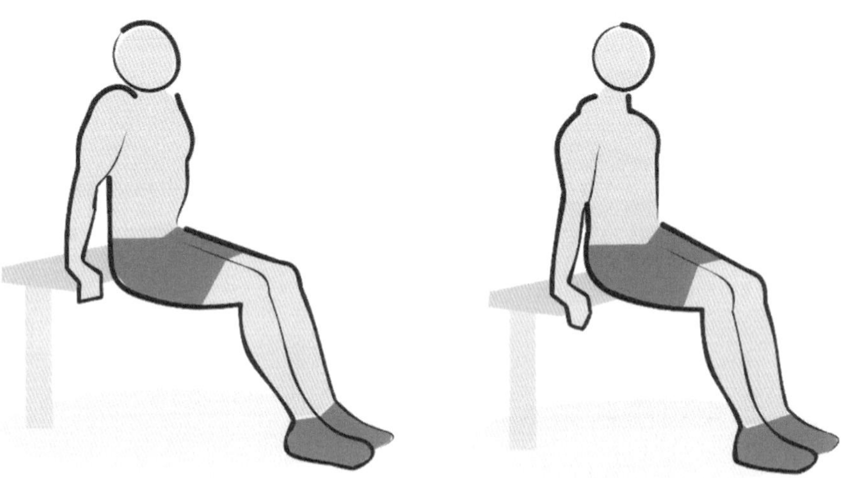

Durchführung: Setzen Sie sich hierfür aufrecht auf eine Bank oder einen Stuhl und legen Sie Ihre Hände neben Ihrer Hüfte ab, wobei Sie die Handflächen auf den Stuhl drücken, um somit Ihre Arme durchstrecken zu können. Nun drücken Sie so lange gegen den Stuhl, bis sich Ihre Hüfte von diesem wegbewegt und sich Ihr Rumpf gleichzeitig anhebt. Währenddessen bleiben Ihre Arme gestreckt und werden nicht mitbewegt. Halten Sie die Position jeweils für etwa 5 Sekunden.

Übung 3: Statischer kniender Psoas-Stretch

Gedehnte und flexible Hüftflexoren wirken sich positiv auf die untere Wirbelsäule aus, da die Dehnung eine aufrechte Körperhaltung und somit auch ein aufrechtes Sitzen sowie einen schmerzfreien Rücken fördert.

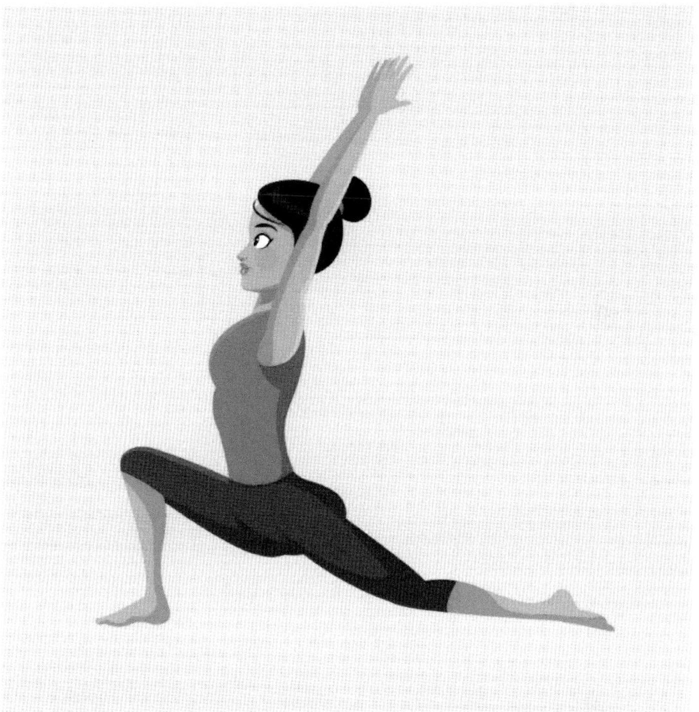

Durchführung: Stellen Sie sich zu Beginn der Übung hüftbreit auf und gehen Sie anschließend mit einem Bein Ihrer Wahl nach hinten in einen tiefen Ausfallschritt, wobei Sie Knie, Wade und Fußrücken auf der Matte ablegen. Verlagern Sie Ihr Körpergewicht auf Ihr vorderes Knie und richten Sie Ihren Oberkörper auf, indem Sie in Ihrer Bauch- und Gesäßmuskulatur Spannung aufbauen. Schieben Sie Ihr Becken nun langsam und kontrolliert so lange nach vorne, bis sich in Ihrer Leiste ein Spannungsgefühl einstellt. Achten Sie während der Übungsausführung stets darauf, kein Hohlkreuz aufzubauen. Ihre Arme können Sie entweder in Ihrer Hüfte abstützen oder nach oben über Ihren Kopf bringen. Halten Sie die Dehnung für 30 Sekunden und wechseln Sie dann die Seite.

Übung 4: Lendenhandtuch

Die Übung Lendenhandtuch kräftigt nicht nur Ihre Bauchmuskulatur und mobilisiert Ihre Lendenwirbelsäule, sondern sorgt auch dafür, dass Sie das Gefühl für die Position Ihrer Wirbelsäule zurückerlangen. Darüber hinaus lockert die Übung Ihre Lendenwirbelsäule und trägt zur Schmerzlinderung bei.

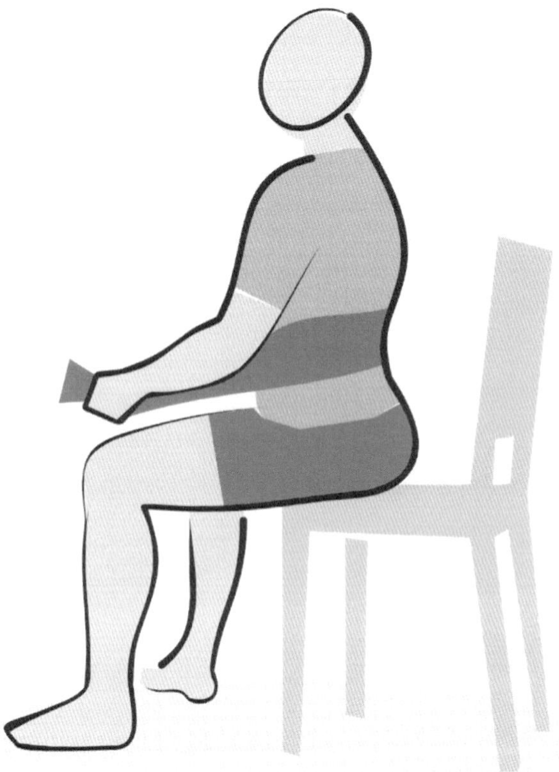

Durchführung: Für die Übung benötigen Sie ein Handtuch, das Sie sich um die untere Wirbelsäule legen und anschließend mit beiden Händen umgreifen. Ziehen Sie das Handtuch nun langsam und kontrolliert nach vorne und kippen Sie zur selben Zeit Ihr Becken, wodurch Ihr unterer Rücken in ein Hohlkreuz verfällt. Halten Sie die Position für einen Moment, lockern Sie anschließend den Zug des Handtuchs und kippen Sie mit Ihrem Becken wieder zurück, sodass sich Ihr unterer Rücken runden kann.

Übung 5: Pull Apart

Pull Aparts sind eine tolle Übung, um die schlechte Haltung vom vielen Sitzen zu korrigieren und akuten Problemen in Schultern, Nacken und Rücken entgegenzuwirken.

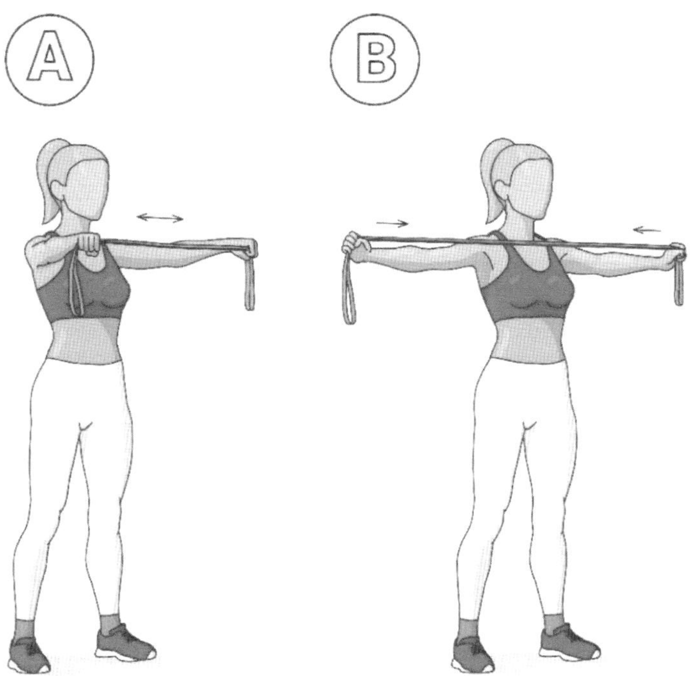

Durchführung: Greifen Sie Ihr Widerstandsband mit beiden Händen und stellen Sie sich aufrecht und gerade hin. Zum Schutz Ihrer Wirbelsäule bildet Ihr Rücken ein leichtes Hohlkreuz. Kopf und Nacken befinden sich in einer neutralen Position, Ihr Blick ist geradeaus gerichtet. Bringen Sie Ihr Band nun etwa auf Brusthöhe vor sich, wobei Ihre Hände schulterbreit auseinander sein sollten. Anschließend ziehen Sie das Band mit leicht gebeugten Armen langsam und kontrolliert auseinander, bis sich Ihre Arme in einer Linie mit Ihrem Rücken befinden. Drücken Sie dabei Ihre Schulterblätter und Ihren oberen Rücken zusammen. Im Anschluss kehren Sie wieder in die Ausgangsposition zurück.

Sie können den Widerstand des Bandes ändern, indem Sie weiter oder enger greifen.

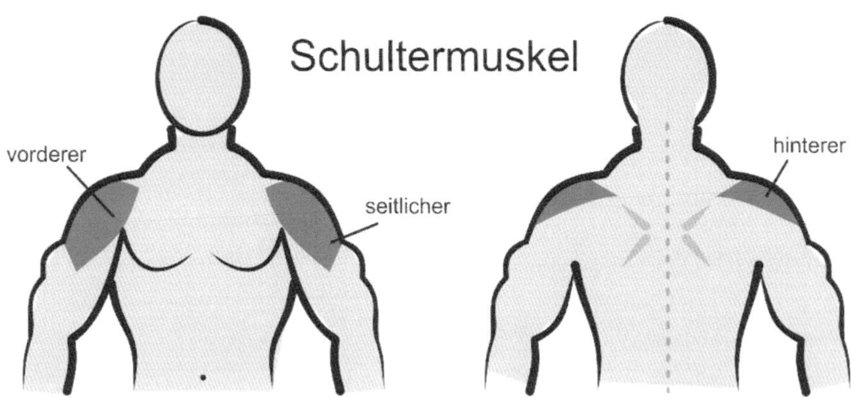

Übung 1: Schulterdrücken

Das Schulterdrücken ist eine der beliebtesten Übungen für das Schultertraining und kann sitzend oder stehend, mit einer Langhantel, mit Kurzhanteln, mit nur einer Kurzhantel oder mit einem Widerstandsband ausgeführt werden. Durch das Schulterdrücken trainieren wir den gesamten Deltamuskel, den Trizeps und den oberen Teil des Kapuzenmuskels. Zudem werden die arbeitenden Muskeln bei Übungsausführung vom vorderen Sägemuskel sowie vom Knorrenmuskel unterstützt.

Durchführung: Greifen Sie Ihr Widerstandsband mit beiden Händen und treten Sie anschließend mit Ihren Füßen auf das Widerstandsband. Stellen Sie sich hüftbreit hin und richten Sie Ihren Oberkörper auf. Um die Wirbelsäule zu schützen, befindet sich Ihr Rücken tendenziell in einem leichten Hohlkreuz. Bringen Sie nun das Widerstandsband mit Ihren Händen auf Kopfhöhe, wobei Ihre Handflächen nach vorne zeigen, Ihre Ellenbogen gebeugt sind und Ihr Blick nach vorne wandert.

Mit der nächsten Ausatmung drücken Sie das Widerstandsband so weit nach oben, bis Ihre Arme fast vollständig durchgestreckt sind. Mit der nächsten Einatmung kehren Sie anschließend wieder in die Ausgangsposition zurück.

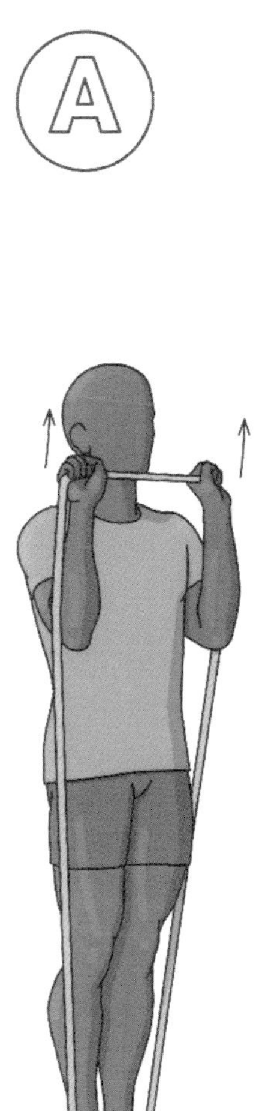
A

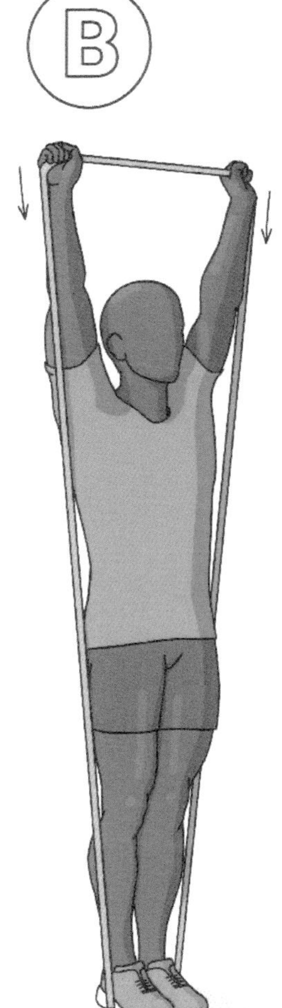
B

Beim stehenden Schulterdrücken werden noch mehr Muskeln trainiert und tiefere Reize gesetzt als beim sitzenden Schulterdrücken, da bei dieser Variante insbesondere die Beine und der Rumpfbereich verstärkt beansprucht werden. Zusätzlich beansprucht das Schulterdrücken im Stehen mehr Fähigkeiten im koordinativen Bereich und fördert darüber hinaus das Gleichgewicht.

Achten Sie außerdem darauf, Ihre Arme bei der Aufwärtsbewegung nicht zu stark hinter den Kopf zu strecken, sondern diese vor dem Körper entlangzuführen. Zudem sollte zu jeder Zeit ausreichend Spannung auf dem Band sein.

Übung 2: Seitheben

Das Seitheben ist eine hervorragende Übung für das Schultertraining, das sich sowohl für Anfänger als auch für Fortgeschrittene und Profis eignet und in vielfältigen Übungsvarianten ausgeführt werden kann. Auch wenn das Seitheben die gesamte Deltamuskulatur trainiert, liegt ein besonderer Fokus bei der Übungsausführung auf dem mittleren Teil der Schultermuskulatur. Außerdem wird ein zusätzlicher Reiz auf den Trapezmuskel ausgeübt, da seine oberen Fasern beim Seitheben mittrainiert werden. Das Seitheben kann sowohl mit Kurzhanteln als auch mit einem Widerstandsband im Stehen oder im Sitzen beidarmig oder einarmig ausgeführt werden.

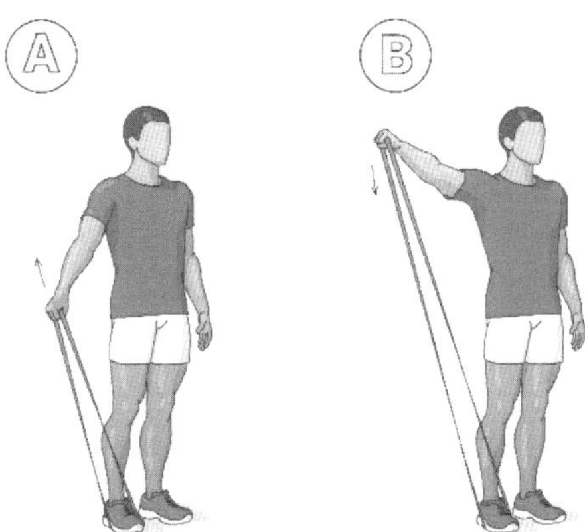

Durchführung: Stellen Sie sich zu Beginn der Übung hüftbreit und gerade auf. Treten Sie dabei mit Ihrem rechten Fuß auf das Widerstandsband, um zunächst Ihre rechte Schulter zu trainieren. Ihre Arme hängen an den Seiten Ihres Körpers herunter, Ihr Rücken ist aufrecht und befindet sich tendenziell in einem leichten Hohlkreuz. Ihr Blick ist geradeaus gerichtet. Spannen Sie Ihren Körper an und führen Sie Ihren rechten, leicht gebeugten Arm mit der nächsten Ausatmung schwunglos seitlich nach oben, bis sich Ihr Arm auf Schulterhöhe und parallel zum Boden befindet. Während der Aufwärtsbewegung sollte immer Ihr Ellenbogen der höchste und führende Punkt sein und die Bewegung vorgeben. Oftmals hilft es, den Arm leicht vor dem Körper entlangzubewegen und das Handgelenk leicht nach innen unten einzudrehen. Mit der nächsten Einatmung kehren Sie anschließend in die Ausgangsposition zurück.

Achten Sie bei Übungsausführung darauf, lediglich Ihre Arme zu bewegen und den Rest des Körpers starr zu lassen. Außerdem sollten Sie aus der Kraft Ihrer Schultern heraus und nicht mit Schwung arbeiten. Achten Sie zudem darauf, zu jeder Zeit ausreichende Spannung auf dem Band zu haben.

Übung 3: Frontheben

Das Frontheben hat starke Ähnlichkeiten mit dem Seitheben, wobei der grundlegendste Unterschied darin besteht, dass die Kurzhanteln oder das Widerstandsband vor dem Körper entlanggeführt werden. Primär beansprucht das Frontheben dabei den vorderen Teil des Deltamuskels, bei Übungsausführung werden jedoch auch die seitliche sowie die hintere Deltamuskulatur angesprochen. Weiterhin wird auch der Kapuzenmuskel einem Trainingsreiz ausgesetzt.

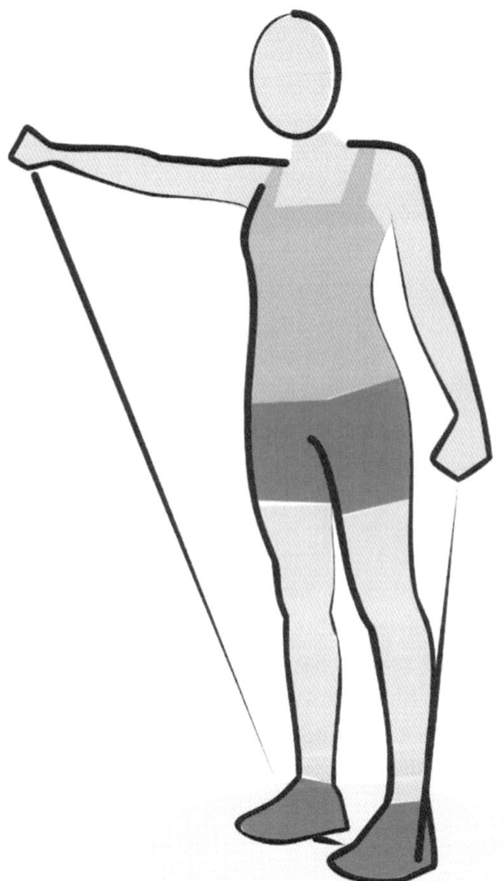

Durchführung: Stellen Sie sich zunächst aufrecht, gerade und hüftbreit auf. Treten Sie auf das Widerstandsband und greifen Sie das andere Ende des Bandes mit Ihrer Hand. Ihr Blick ist nach vorne gerichtet und Ihre Arme hängen seitlich neben Ihrem Körper. Mit dem nächsten Ausatmen heben Sie nun Ihren leicht gebeugten Arm an, bis sich dieser auf Brust- bzw. auf Kopfhöhe befindet. Anschließend führen Sie Ihren Arm, mit der nächsten Einatmung, wieder in die Ausgangsposition zurück.

Während der Übungsausführung sollte Ihre Kraft lediglich aus Ihren Armen und Schultern stammen, wohingegen der Rest Ihres Körpers starr bleibt. Außerdem sollten Sie darauf achten, zu jeder Zeit ausreichend Spannung auf dem Band zu haben.

Übung 4: Pike -Ups

Pike Push-Ups sind eine Kombination aus einer Liegestütze und einem Handstand-Push-Up und dadurch ideal für alle, die bei ihrem Schultertraining nach einer neuen Herausforderung suchen. Je nach angestrebtem Schwierigkeitsgrad lassen sich zwei verschiedene Varianten des Pike Push-Ups in den Trainingsplan integrieren – Pike Push-Ups vom Boden und Pike Push-Ups mit erhöhten Beinen. Der Fokus der Übung liegt auf der gesamten Schultermuskulatur, da nicht nur ein bestimmter Muskel der Schulter, sondern die gesamten Deltamuskeln trainiert werden. Zusätzlich kommt uns der Trizeps bei der Übungsausführung zur Hilfe und auch der Kapuzenmuskel wird einem Trainingsreiz ausgesetzt.

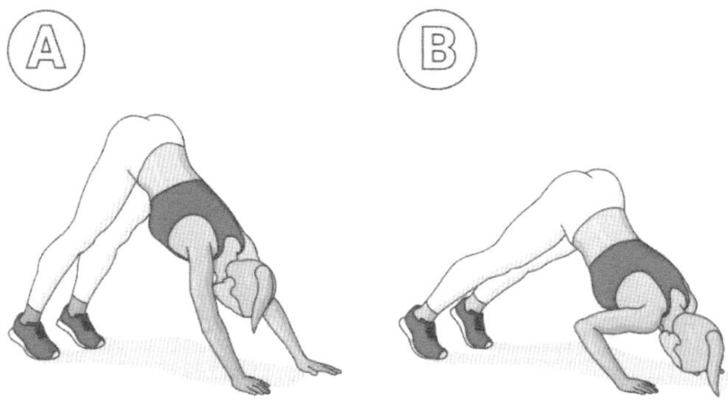

Durchführung: Begeben Sie sich zunächst in die Stellung des herabschauenden Hundes. Hierfür kommen Sie in den Vierfüßlerstand, wobei Sie Ihre Handgelenke direkt unter Ihren Schultern positionieren. Anschließend stellen Sie Ihre Füße auf und schieben Ihr Gesäß nach hinten. Mit Ihren Armen führen Sie eine Außenrotation durch, wobei Ihre Ellenbogen tendenziell nach hinten zeigen. Strecken Sie nun Ihre Beine und bringen Sie Ihre Fersen zur selben Zeit Richtung Boden. Dehnen Sie Ihre Beine dabei so weit, wie es für Sie angenehm ist. Außerdem steht Ihr Kopf in Verlängerung des Rückens und Ihr Blick wandert zum Boden. Wichtig ist außerdem, dass Sie darauf achten, dass Ihr Rücken gerade bleibt, wobei ein leichtes Hohlkreuz natürlich ist. Ihre Arme führen eng an Kopf und Brust entlang und Ihr Ober- und Unterkörper befinden sich in einem rechten Winkel.

Je nach Schwierigkeitsgrad unterscheidet sich die Ausführung der Bewegung in dieser Stellung. Für die leichtere Variante führen Sie die Pike Push-Ups einfach vom Boden aus durch. Positionieren Sie Ihre Beine jedoch auf einer Bank, können Sie den Schwierigkeitsgrad dieser Übung ganz einfach erschweren und die Belastung auf die Muskulatur intensivieren. Beginnen Sie die Übung, indem Sie Ihre Arme langsam absenken, wobei sich Ihr Oberkörper in die Richtung des Bodens bewegt. Während Sie Ihren Oberkörper absenken, atmen Sie ein. Sobald Ihr Kopf kurz vor dem Boden angekommen ist, drücken Sie Ihren Körper wieder langsam und kontrolliert nach oben, um erneut in die Ausgangsposition zu gelangen. Die Übungsausführung von einer Bank aus ist dieselbe.

Achten Sie bei der Ausführung der Übung darauf, dass sowohl Bewegung als auch Kraft einzig und allein aus Ihren Schultern kommen. Außerdem ist es wichtig, während der Übung einen geraden Rücken beizubehalten und keinen Buckel zu bekommen. Achten Sie zudem darauf, keinen allzu steilen Winkel zu bilden.

Übung 5: Y-Raise

Die Übung Y-Raise beansprucht die Muskeln Ihres oberen Rückens, die vorderen, seitlichen und hinteren Schultermuskeln sowie Ihre schulterstabilisierenden Muskeln der Rotatorenmanschette. Sie lässt sich hervorragend mit dem eigenen Körpergewicht oder Kurzhanteln ausführen.

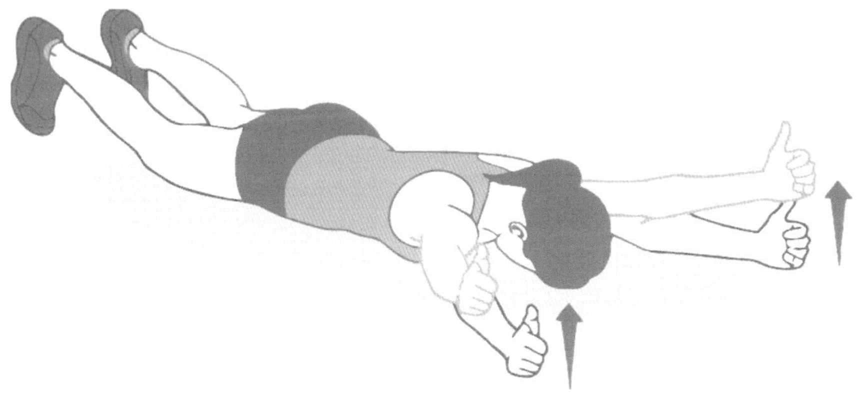

Durchführung: Legen Sie sich in Bauchlage auf eine Matte, richten Sie Ihren Blick nach unten und stellen Sie Ihre Fußspitzen ab. Strecken Sie Ihre Arme über Ihrem Kopf nach vorne aus, legen Sie diese ebenfalls auf der Matte ab und richten Sie Ihre Daumen nach oben zur Decke aus. Um Ihre Wirbelsäule in eine neutrale Position zu bringen, kippen Sie Kinn und Becken leicht an. Nun heben Sie beide Arme gleichzeitig von der Matte ab und ziehen währenddessen Ihre Schulterblätter zusammen. Anschließend legen Sie Ihre Arme wieder auf der Matte ab.

Das Kind

Die Kindshaltung gehört wohl zu den bekanntesten Positionen, um optimal abschalten und sich vom Stress des Alltagslebens lösen zu können. Im Sanskrit auch als **Garbhasana** bezeichnet, versetzt uns das Asana zurück in eine Stellung, in der die Begriffe Anspannung und Anstrengung noch Fremdwörter für uns waren. Denn die Kindshaltung wirkt sich entspannend auf unseren Körper aus und fördert die Vertrauensbildung. Sie dehnt unsere Rückenmuskeln, löst Verspannungen und Blockaden, massiert unsere Bauchorgane und aktiviert sowie beschleunigt unseren Blutkreislauf.

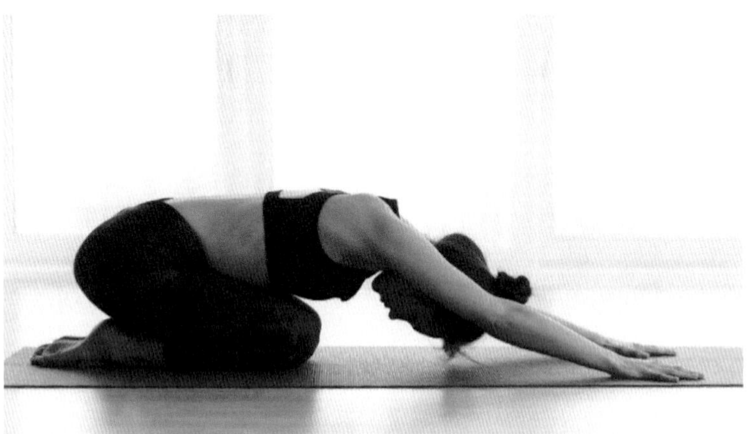

Durchführung: Setzen Sie sich mit geschlossenen Füßen und Knien im Fersensitz auf eine Matte und beugen Sie sich mit der nächsten Ausatmung nach vorne. Dabei versuchen Sie, Ihre Stirn so nahe wie möglich zur Matte zu bringen und sie vor Ihren Knien abzulegen. Legen Sie außerdem Ihre Arme ausgestreckt über Ihrem Kopf auf der Matte ab, sodass Ihre Handflächen flach aufliegen, Ihre Schlüsselbeine zum Boden sinken und Ihre Schulterblätter zur selben Seite voneinander wegziehen.

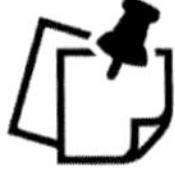

Falls sich Ihr Nacken bei Übungsausführung unangenehm anfühlen sollte, die Position unbequem ist oder Sie Ihren Kopf nicht auf der Matte ablegen können, können Sie gerne ein Kissen unterlegen.

Das Krokodil

Das Krokodil trägt im Sanskrit den Namen **Makarasana** und zählt zu den Asanas, bei welchen wir unserem Körper einer starken Dehnung aussetzen. Auf körperlicher Ebene dehnt das Makarasana die Rücken-, Brust-, Hals- und Gesäßmuskeln, wodurch das Asana sowohl auf den unteren Rücken als auch auf die Gegend im Lendenbereich eine entspannende Wirkung hat. Dadurch können Verspannungen und Beschwerden im Rücken, in der Leiste sowie im Unterleib präventiv vorgebeugt werden. Darüber hinaus regt das Krokodil die Verdauung sowie die Entgiftungsorgane an. Auf geistiger Ebene hilft uns das Asana, Ängste und Stress zu reduzieren, wodurch es unseren Geist beruhigt und kräftigt.

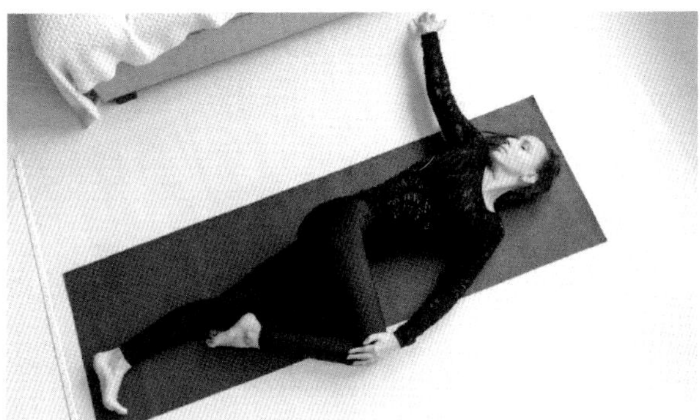

Durchführung: Legen Sie sich zu Beginn der Übung flach in Rückenlage auf die Matte und strecken Sie beide Arme im 90-Grad-Winkel zum Körper aus, Ihre Handflächen liegen dabei auf der Matte auf, Ihre Schultern sind flach und breit im Boden verankert. Ihre Beine sind zunächst ausgestreckt, wobei Sie nun Ihr rechtes Bein anwinkeln und auf Ihrem linken Knie aufstellen. Mit der nächsten Ausatmung drehen Sie Ihren Kopf langsam und kontrolliert nach rechts, wobei sich Ihre Körperhaltung zeitgleich nach links verlagert. Hierbei sollten Sie darauf achten, dass Arme und Schultern weiterhin flach auf der Matte aufliegen. Wenn Sie möchten, können Sie die Dehnung intensivieren, indem Sie Ihr linkes Knie zusätzlich mit Ihrer linken Hand in die Matte drücken. Vergessen Sie nicht, anschließend die Seite zu wechseln und für dieselbe Anzahl an Atemzügen im Krokodil zu verweilen.

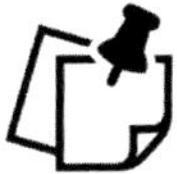

Lassen Sie Ihr Knie jeweils nur so weit Richtung Matte sinken, dass Ihre Schulter nicht vom Boden abhebt.

Der Schmetterling

Das Asana des Schmetterlings trägt im Sanskrit den Namen **Bhadrasana**, was etwa mit „glückverheißender Haltung" oder „Stellung der Anmut" übersetzt werden kann. Auf körperlicher Ebene hilft der Schmetterling, die Flexibilität der Hüftgelenke zu erhöhen und die energetischen Blockaden im Beckenbodenbereich zu lösen. Darüber hinaus symbolisiert das Asana Leichtigkeit, die der Schmetterling findet, nachdem er mehrere unterschiedliche Phasen in seinem Leben durchlaufen hat. Aus diesem Grund steht das Asana für die persönliche Entwicklung und Selbstentfaltung.

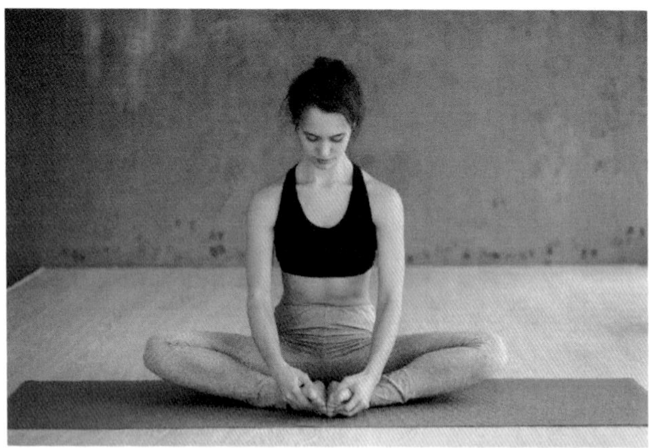

Durchführung: Für den Schmetterling setzen Sie sich zu Beginn der Übung entspannt auf eine Matte, strecken Ihre Beine aus, bringen Ihren Rücken in eine gerade Haltung und platzieren die Hände seitlich neben Ihrem Körper. Anschließend greifen Sie nach Ihren Füßen und ziehen diese in der Mitte so nah wie möglich an Ihr Becken heran, wobei sie Ihre Fußsohlen gegeneinanderpressen.

Bewegen Sie Ihre Knie langsam und kontrolliert, wie ein fliegender Schmetterling, hoch und runter, um Ihre Leiste zu erwärmen. Wenn Sie möchten, können Sie außerdem Ihre Hände auf Ihre Oberschenkel drücken bzw. Ihre Füße wie ein Buch öffnen, damit Sie Ihre Leiste weiter dehnen können.

Falls es Ihnen schwerfällt, Ihren Rücken gerade zu halten, üben Sie das Asana zu Beginn am besten mit dem Rücken an der Wand.

Windhaltung

Die Windhaltung, im Sanskrit **Apanasana** genannt, spendet uns Geborgenheit und sorgt für unsere Verdauungs-, Sexual- sowie Entgiftungsorgane. Das Apanasana bezeichnet eine der vitalen Lüfte, die im Unterleib liegend die Funktionen in unserem Verdauungstrakt steuern. Die Windhaltung dehnt die gesamte Wirbelsäule, den Rückenstrecker, die Oberschenkelrückseite sowie die Gesäßmuskeln. Auf psychischer Ebene unterstützt uns das Asana außerdem beim Loslassen und wirkt Stress sowie Anspannung entgegen.

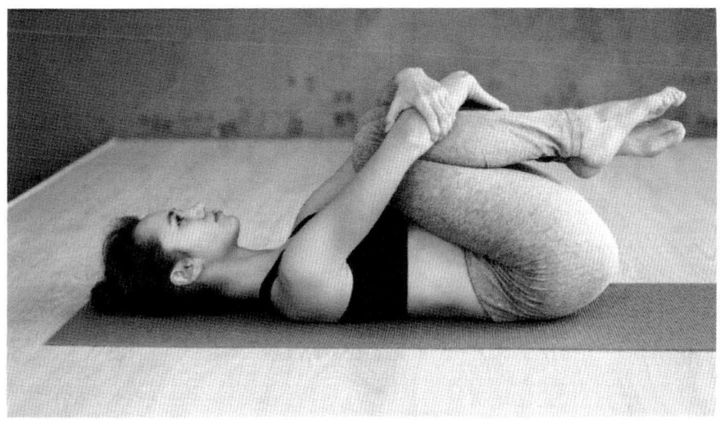

Durchführung: Legen Sie sich entspannt in Rückenlage auf eine Matte, winkeln Sie Ihre Beine an und ziehen Sie beide Knie langsam und kontrolliert zur Brust. Umarmen Sie Ihre Knie mit beiden Armen, indem Sie jeweils ein Knie mit einer Hand festhalten. Ihr Becken bleibt dabei gerade und neutral auf der Matte liegen. Atmen Sie nun ein und ziehen Sie die Knie noch etwas weiter zu Brust heran. Achten Sie gleichzeitig darauf, dass Sie Ihren unteren Rücken in die Matte drücken. Halten Sie diese Position für einen Augenblick und lassen Sie die Knie wieder locker.

Das Apanasana lässt sich ebenso einbeinig ausführen, indem jeweils das Bein, welches nicht zum Knie herangezogen wird, ausgestreckt auf der Matte ruht. Durch die einbeinige Windhaltung kann der Psoas-Muskel auf der Seite des ruhenden Beines noch stärker verlängert werden.

Die Schulterbrücke

Die Schulterbrücke, die im Sanskrit auch unter der Bezeichnung **Setu Bandha Sarvangasana** bekannt ist, ist Balsam für Körper und Seele. Sie hat eine beruhigende Wirkung auf Herz, Lunge und Nieren und spendet uns an stressigen Tagen neue Energie. Außerdem stärkt das Setu Bandha Sarvangasana unser Gesäß und unsere Wirbelsäule, verbessert die Blutzirkulation und wirkt sich förderlich auf die Verdauung aus.

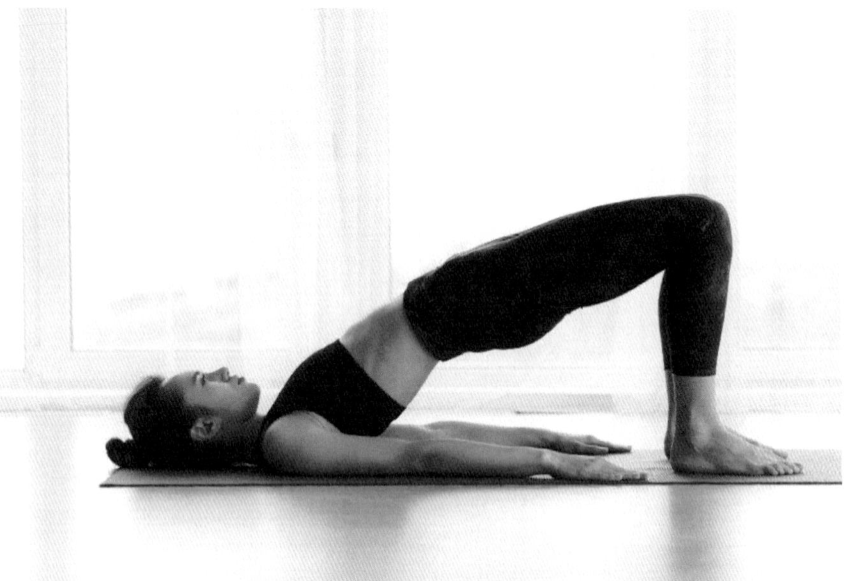

Durchführung: Die Schulterbrücke wird in Rückenlage auf einer Matte ausgeführt. Stellen Sie hierfür Ihre Füße hüftbreit auf, sodass Knie und Knöchel eine Linie bilden. Legen Sie Ihre Arme seitlich neben Ihrem Körper ab, wobei Ihre Handflächen flach auf der Matte aufliegen.

Drücken Sie Ihre Füße fest in die Matte und heben Sie Ihr Becken, mit der nächsten Ausatmung, nach oben an. Ihre Zehenspitzen zeigen nach vorn, Ihr Blick wandert nach oben und Ihre Oberschenkel sowie Ihr Oberkörper befinden sich in einer Linie. Während Sie die Schulterbrücke ausführen, lassen Sie Ihre Bauchmuskulatur locker, spannen jedoch Po, Oberschenkel, Knie und Waden an.

Der liegende Held

Der liegende Held, im Sanskrit **Supta Virasana** genannt, hilft all den großen Helden in der Welt, sich im stressigen Alltag entspannen und ausruhen zu können. Denn auch Helden benötigen hin und wieder einmal eine Pause. Das Supta Virasana bringt unseren Körper, unseren Geist und unsere Seele zur Ruhe, indem es sowohl unsere Muskeln der Oberschenkelvorderseiten als auch unseren Hüftbeuger intensiv dehnt. Aufgrund der Rückbeuge, in die wir während der Ausführung verfallen, kann sich unser Brustkorb weiten und unser Herz kann sich so den schönen Seiten des Lebens öffnen.

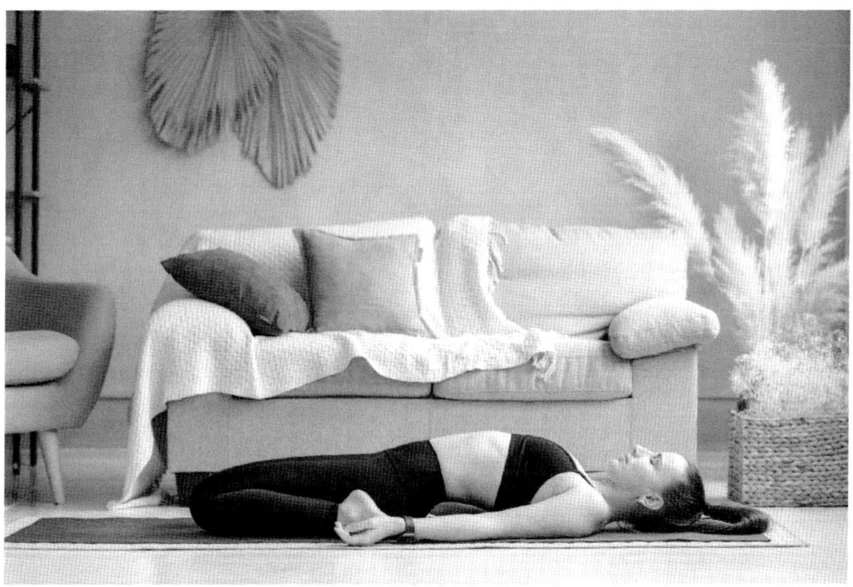

Durchführung: Legen Sie sich ganz entspannt in Rückenlage auf die Matte. Ihre Kniegelenke sind angewinkelt, sodass Ihre Beine zu beiden Körperseiten nach hinten zeigen und Ihr Gesäß zwischen Ihren Füßen ruht. Ihre Arme liegen ganz entspannt neben Ihrem Körper und Ihre Augen sind geschlossen.

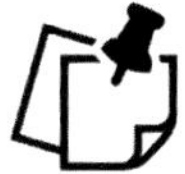

Falls Sie Ihren Rücken nicht auf der Matte ablegen können, können Sie sich beispielsweise ein Kissen unterlegen, bis Sie eine für Sie angenehme Höhe erreichen.

Der Krieger I

Der Krieger, der im Sanskrit den Namen **Virabhadrasana I** trägt und manchmal auch als Stellung des guten Helden bezeichnet wird, wird mit dem spirituellen Kampf, der in unser aller Inneren lebt und von uns ausgetragen wird, in Verbindung gebracht. Das Asana hilft uns im Kampf gegen Ignoranz und Unwissenheit, die oftmals als Ursache allen Weltleidens betrachtet werden.

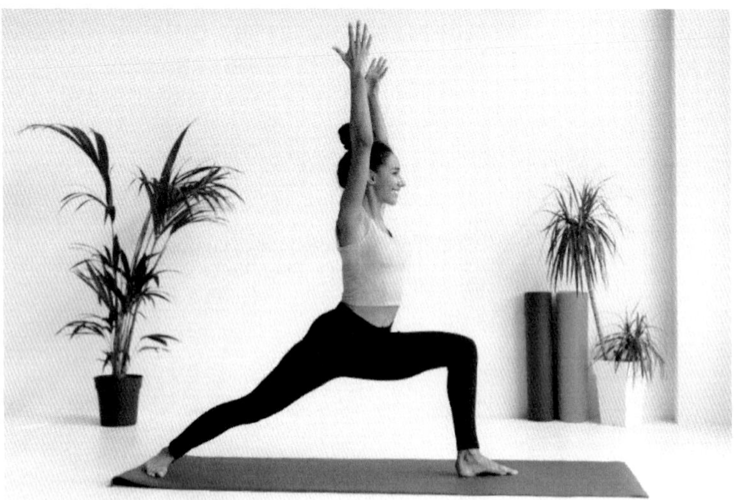

Durchführung: Stellen Sie sich zu Beginn aufrecht und gerade hin. Machen Sie einen etwa eine Beinlänge großen Schritt zurück, sodass Sie in einem Ausfallschritt stehen und Ihre Hüfte nach vorne zeigt. Anschließend drehen Sie Ihren hinteren Fuß um etwa 45 bis 90 Grad nach außen.

Nun beugen Sie Ihr vorderes Knie, das sich in einer Linie mit Ihrem vorderen Knöchel befindet. Strecken Sie Ihre Arme und Hände nach oben aus, wobei Ihre Handflächen nach innen zeigen, sodass sich Ihre Arme parallel zueinander befinden. Ihre Schultern ziehen Sie von Ihren Ohren weg und Ihre Brust schiebt sich leicht nach vorne. Vergessen Sie nicht, anschließend die Seite zu wechseln und für dieselbe Anzahl an Atemzügen im Krieger I zu verweilen.

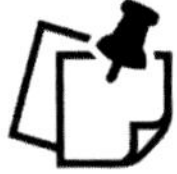

Achten Sie auf ausreichend Spannung im Bauch und auf einen langen unteren Rücken.

Das Dreieck

Das **Trikonasana**, wie es im Sanskrit genannt wird, repräsentiert Stabilität und Stärke, da das Dreieck den gesamten Rücken und die Organe in unserem Unterleib kräftigt. Durch die Streckung der Rückenmuskulatur sowie die Dehnung der Wirbelsäule trägt das Asana außerdem zu einer geraden und aufrechten Körperausrichtung bei und beugt potenziellen Schmerzen in der Zukunft aktiv vor. Darüber hinaus vertieft das Trikonasana, aufgrund der Öffnung des Oberkörpers, unser Atemvolumen.

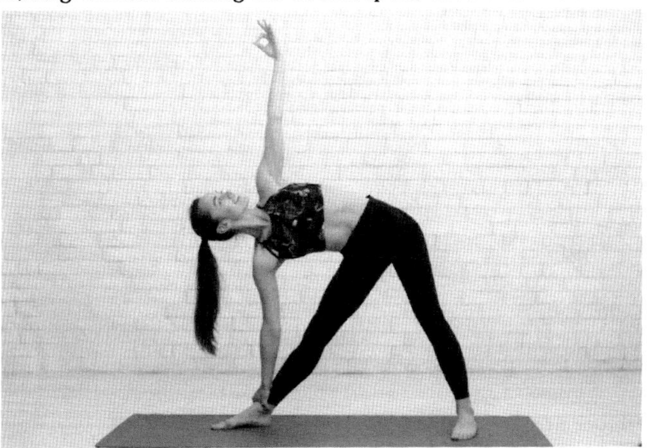

Durchführung: Beginnen Sie das Dreieck im aufrechten Stand auf einer Matte, wobei Sie Ihre Arme zur Decke strecken. Machen Sie eine weite Grätsche, indem Sie Ihre Beine etwa eine Beinlänge weit öffnen und Ihre Füße parallel zueinander aufstellen. Anschließend rotieren Sie Ihr rechtes Bein in einem Winkel von ungefähr 90 Grad nach außen, sodass Ihre Zehen zwar von Ihnen wegzeigen, sich Ihre beiden Fersen aber trotzdem noch in einer Linie befinden. Ihr Oberkörper ist weiterhin aufrecht und stabil und Ihr Blick wandert nach vorne. Strecken Sie nun, mit der nächsten Einatmung, beide Arme gleichzeitig parallel zum Boden und zur Seite aus, wobei Ihre Handinnenflächen nach unten gerichtet sind. Atmen Sie aus und beugen Sie Ihren Oberkörper währenddessen leicht nach vorne. Halten Sie Ihren Rücken dabei jedoch gerade und gestreckt und achten Sie darauf, nicht ins Hohlkreuz zu verfallen.

Strecken Sie nun Ihre linke Hand langsam und kontrolliert nach oben aus und lassen Sie Ihre rechte Hand zeitgleich in die Richtung Ihres Fußes wandern, sodass Ihre Arme eine gerade Linie bilden. Wenn möglich, können Sie zuletzt noch versuchen, Ihren Kopf so anzuheben, dass Ihr Blick an Ihrer linken Hand vorbei zur Decke wandert. Achten Sie jedoch darauf, Ihren Nacken gerade zu halten. Vergessen Sie nicht, anschließend die Seite zu wechseln und für dieselbe Anzahl an Atemzügen im Dreieck zu verweilen.

Der Baum

Der Baum ist ein klassisches Asana, das im Sanskrit den Namen **Vrksasana** trägt. Das Asana ist vergleichsweise einfach auszuführen, was jedoch nicht zwangsläufig bedeutet, dass es keine wahre Herausforderung sein kann. Denn das Vrksasana aktiviert nahezu alle Muskeln unseres Körpers, fördert unsere Flexibilität sowie Stabilität, fokussiert unseren Geist und spendet uns ein Gefühl der inneren Ruhe und der Erdung.

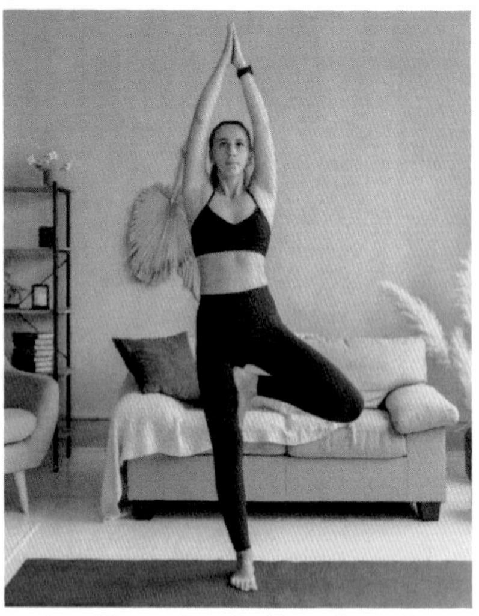

Durchführung: Stellen Sie sich gerade und aufrecht hin. Verankern Sie Ihre Füße fest im Boden und stellen Sie sich dafür vor, dass Ihre Füße die Wurzeln eines Baumes symbolisieren, die bis tief in die Erde hineinreichen. Verlagern Sie Ihr Körpergewicht nun nur noch auf ein Bein, heben Sie das andere Bein an und beugen Sie es im Kniegelenk. Anschließend umgreifen Sie Ihr Sprunggelenk des angewinkelten Beins mit Ihrer Hand und setzen Ihre Fußsohle gegen den Oberschenkel Ihres Standbeins. Die Zehen des angewinkelten Fußes zeigen dabei zum Boden.

Im Anschluss schieben Sie Ihren Fuß gegen den Oberschenkelknochen Ihres Standbeins und drücken gleichzeitig mit dem Oberschenkelknochen gegen Ihre Fußsohle. Währenddessen spannen Sie Ihren Bauch an und schieben Ihre Leiste nach hinten. Ihre Hüfte sollte während der gesamten Ausführung gerade bleiben und nicht zur Seite herausgeschoben werden. Sobald Sie einen sicheren und stabilen Stand eingenommen haben, können Sie Ihre Arme über dem Kopf zusammenbringen und zur Decke strecken.

Vergessen Sie nicht, anschließend die Seite zu wechseln und für dieselbe Anzahl an Atemzügen im Baum zu verweilen.

Falls Sie Ihr angewinkeltes Bein nicht so weit nach oben bringen können, können Sie es auch an der Wade oder am Knöchel des Standbeins positionieren. Achten Sie hierbei lediglich darauf, dass Sie den Fuß ober- oder unterhalb Ihres Knies platzieren und nicht mit dem Fuß gegen die Innenseite Ihres Knies drücken.

DAS PSOAS-FASZIENTRAINING

Verklebte und/oder verhärtete Faszien können zu zahlreichen Beschwerden oder eingeschränkten Bewegungsabläufen führen. Daher eignet sich das Training mit einer Faszienrolle hervorragend, um die Verklebungen innerhalb der Faszien zu lösen und sie wieder elastisch und geschmeidig zu machen.

Oberer Rücken

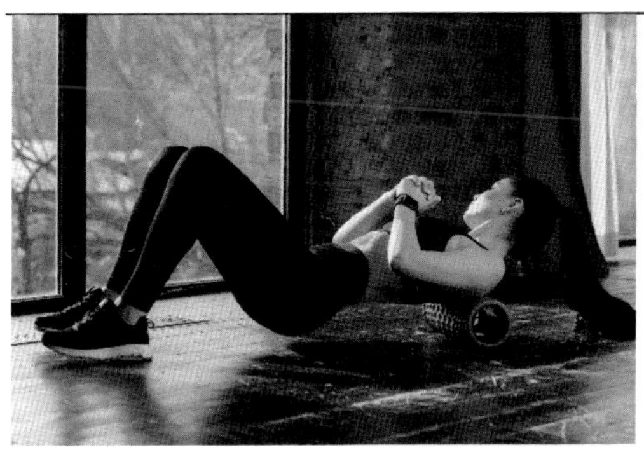

Übung 1: Kommen Sie in Rückenlage auf die Matte und legen Sie die Faszienrolle quer unter Ihre Brustwirbelsäule. Anschließend stellen Sie beide Beine auf und verschränken Ihre Hände vor Ihrer Brust bzw. bringen Ihre Hände zusammen. Nun rollen Sie Ihren oberen Rücken langsam und kontrolliert auf der Faszienrolle auf und ab. Starten Sie dabei in Ihrem Nacken und enden Sie an der Lendenwirbelsäule.
Führen Sie die Übung für insgesamt 60 Sekunden durch.

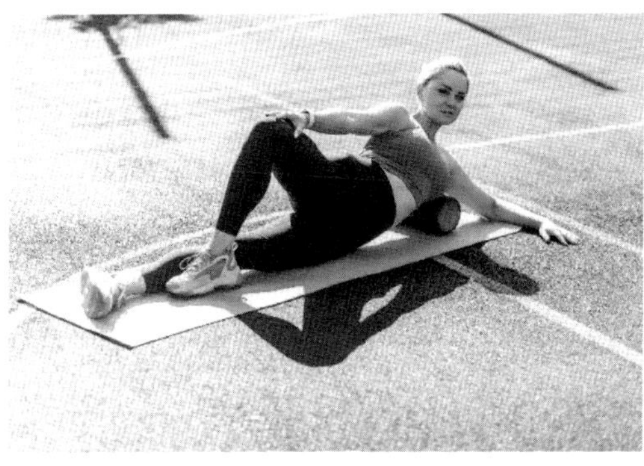

Übung 2: Begeben Sie sich in Seitenlage auf die Matte und legen Sie die Faszienrolle quer unter Ihren oberen Rücken. Stützen Sie Ihren Oberkörper dabei mit einem Arm auf der Matte ab. Wenn Sie möchten, können Sie das oben liegende Bein anwinkeln und auf der Matte aufstellen oder die Beine einfach entspannt übereinanderlegen. Rollen Sie nun langsam und kontrolliert die Seiten Ihres oberen Rückens auf der Faszienrolle hin und her, um Ihre gesamte Muskulatur bearbeiten zu können.
Führen Sie die Übung für 30 Sekunden pro Seite durch. Anschließend wechseln Sie die Seite.

Übung 3: Bei Übung 3 wird der obere Rücken mit der Faszienrolle im Stehen massiert. Diese Variante ist insbesondere für Faszienneulinge gut geeignet, da sie weniger Kraft erfordert und diese nur einen sanften Druck auf die Rolle ausüben können. Stellen Sie sich hierfür mit Ihrem Rücken zur Wand auf und klemmen Sie die Faszienrolle zwischen Wand und Rücken auf der Höhe Ihrer Lendenwirbelsäule. Anschließend beugen Sie Ihre Knie und gehen wie bei einer Kniebeuge nach unten, bis die Faszienrolle in etwa auf Höhe Ihres Nackens angelangt ist.

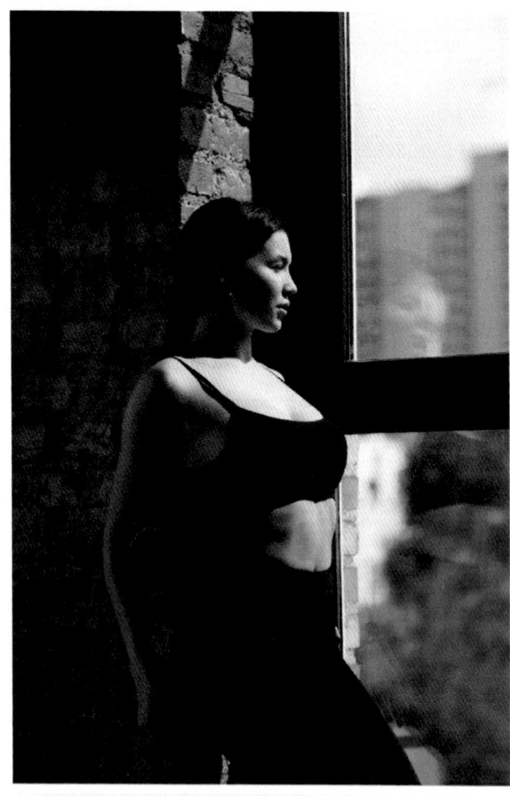

Führen Sie die Übung für insgesamt 60 Sekunden durch.

Unterer Rücken

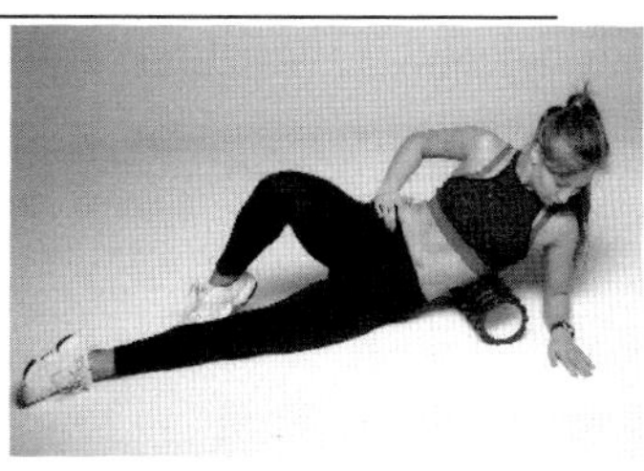

Übung 1: Kommen Sie in Rückenlage auf die Matte und legen Sie die Faszienrolle quer unter Ihren unteren Rücken. Stellen Sie anschließend Ihre Beine auf und stützen Sie Ihren Oberkörper auf Ihren Unterarmen ab oder bringen Sie Ihre Arme vor der Brust zusammen, sodass Sie sich einzig und allein aus der Kraft Ihrer Beine auf- und abrollen. Nun rollen Sie Ihren unteren Rücken langsam und kontrolliert auf der Faszienrolle auf und ab. Starten Sie dabei auf Höhe Ihrer Brustwirbelsäule und enden Sie unten an der Hüfte.
Führen Sie die Übung für insgesamt 60 Sekunden durch.

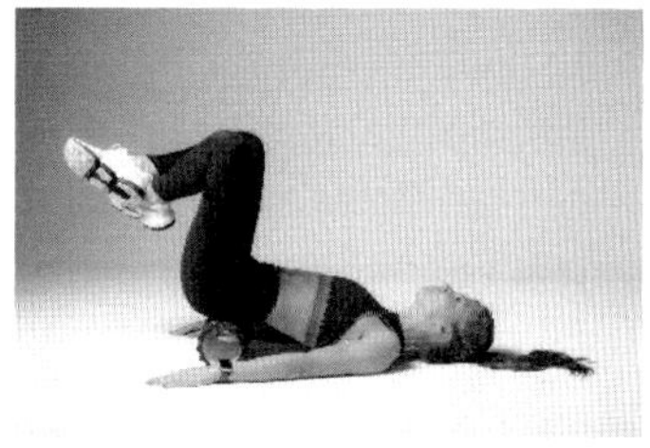

Übung 2: Begeben Sie sich in Seitenlage auf die Matte und legen Sie die Faszienrolle quer unter Ihren unteren Rücken. Stützen Sie Ihren Oberkörper dabei mit einem Arm auf der Matte ab. Stellen Sie das oben liegende Bein entweder angewinkelt auf der Matte auf oder legen Sie die Beine einfach entspannt übereinander. Nun rollen Sie langsam und kontrolliert die Seiten Ihres unteren Rückens auf der Faszienrolle hin und her, um Ihren gesamten Rückenstrecker zu bearbeiten.
Führen Sie die Übung für 30 Sekunden pro Seite durch. Anschließend wechseln Sie die Seite.

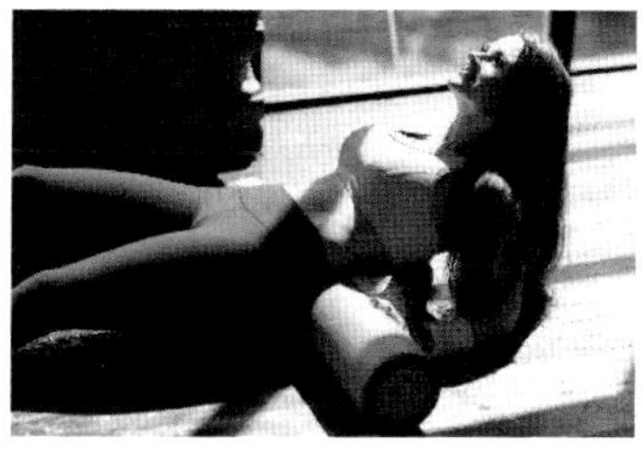

Übung 3: Setzen Sie sich entspannt und aufrecht auf die Matte und strecken Sie Ihre Beine aus. Nun nehmen Sie sich Ihre Faszienrolle und legen diese unter Ihr Kreuzbein. Stellen Sie Ihre Füße auf und bringen Sie Ihren Oberkörper sowie Ihren Kopf nach hinten auf die Matte. Ihre Arme legen Sie entspannt neben Ihrem Körper ab. Anschließend winkeln Sie beide Beine an, ziehen Ihre Knie langsam und kontrolliert zum Brustkorb und halten die Position für einen Moment. Bringen Sie Ihre Knie nun wieder zurück nach oben. Achten Sie währenddessen darauf, dass Wirbelsäule und Steißbein nicht auf der Rolle aufliegen.
Bringen Sie Ihre Knie insgesamt etwa 10- bis 15-mal langsam und kontrolliert zu Ihrem Brustkorb und wieder zurück.

Vorderer Oberschenkel

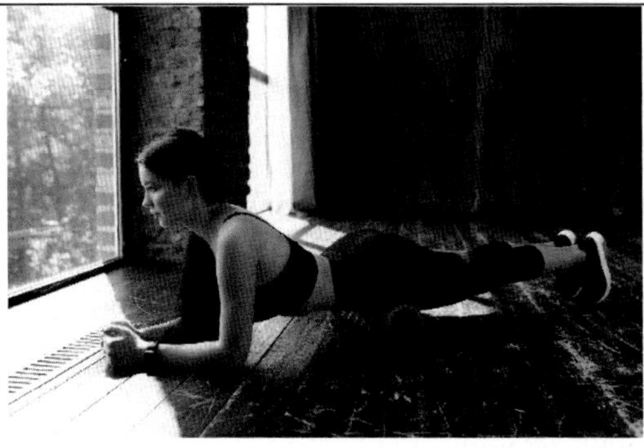

Übung 1: Um die Faszien beider Oberschenkelvorderseiten zur selben Zeit zu trainieren, begeben Sie sich zu Beginn in Bauchlage auf die Matte. Positionieren Sie die Faszienrolle dabei unterhalb Ihrer Oberschenkelvorderseiten und stützen Sie sich währenddessen mit Ihren Unterarmen oder Ihren Händen auf der Matte ab. Nun können Sie Ihre Oberschenkel, durch die Kraft Ihrer Arme und Beine, über die Faszienrolle hin- und herziehen. Sobald Sie kurz vor den Knien sowie kurz vor der Beckenkammkante angelangt sind, ändern Sie die Richtung. Wenn Sie die Übung intensivieren möchten, können Sie die Füße von der Matte abheben und einzig und allein mit der Kraft Ihrer Arme arbeiten.
Führen Sie die Übung für insgesamt 60 Sekunden durch.

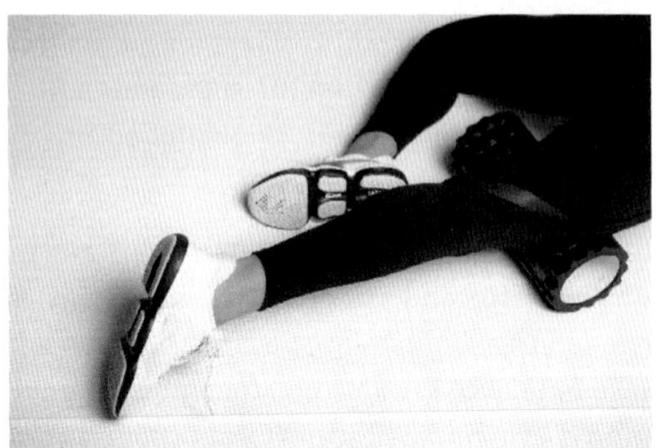

Übung 2: Die zweite Übung trainiert neben dem vorderen Oberschenkel ebenso den Hüftbeuger, dessen Muskulatur zur Verkürzung neigt. Hierfür legen Sie sich zu Beginn der Übung erneut in Bauchlage auf die Matte und stützen sich dabei mit Ihren Unterarmen auf der Matte ab. Winkeln Sie ein Bein an und legen Sie es seitlich ab, um Ihren restlichen Körper zu stabilisieren. Das nicht angewinkelte Bein wird nach hinten ausgestreckt. Nun schieben Sie die Faszienrolle zwischen die Matte und Ihr ausgestrecktes Bein und positionieren diese unterhalb Ihres Hüftbeugers. Anschließend schieben Sie sich, über die Kraft in Ihren Armen, vom Beckenknochen bis oberhalb der Kniescheibe über die Faszienrolle.
Führen Sie die Übung für 30 Sekunden pro Seite durch. Anschließend wechseln Sie die Seite.

Übung 3: Setzen Sie sich mit ausgestreckten Beinen auf die Matte und nehmen Sie die Faszienrolle in die Hände. Nun legen Sie diese oberhalb Ihrer Kniescheibe auf und rollen sie langsam, kontrolliert und mit Druck von Ihrem Knie zu Ihren Oberschenkeln nach oben. Dabei können Sie sich zum Beispiel vorstellen, wie Sie einen festen Kuchenteig ausrollen würden.

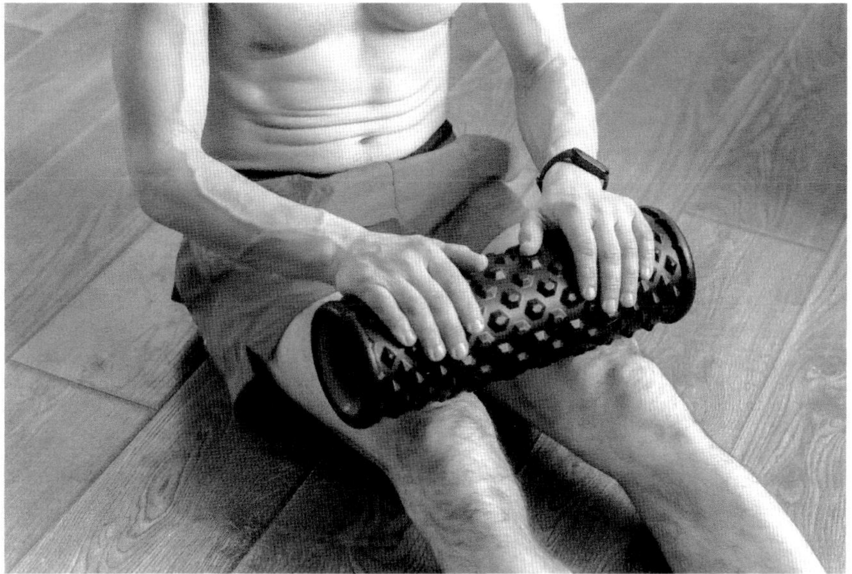

Führen Sie die Übung für eine bis zwei Minuten durch. Massieren Sie dabei am besten beide Beine nacheinander.

DER PSOAS & DIE ATMUNG

Die tiefe Bauchatmung

Die tiefe Bauchatmung ist eine yogische Atemübung (**Pranayama**), die vor allem in stressigen Situationen des Alltags ein wunderbares Tool ist, um innerlich zur Ruhe zu kommen. Denn das Pranayama beruhigt unseren Geist und versorgt unseren Körper mit ausreichend Sauerstoff, wodurch es unseren gesamten Körper in einen Zustand vollkommener Entspannung versetzt und körperliche sowie geistige Spannungen löst.

Durchführung: Legen Sie sich bequem in Rückenlage auf die Matte oder setzen Sie sich entspannt hin. Ihre Hände ruhen entweder locker auf Ihren Schultern oder liegen auf Ihrem Bauch. Schließen Sie Ihre Augen und atmen Sie ganz tief und bewusst durch die Nase ein und anschließend wieder aus. Stellen Sie sich dabei vor, wie die Luft durch Ihre Nase in den Körper hineinströmt und dabei erst in den Brustraum gelangt, woraufhin sich das Brustbein hebt und sich die Rippen weiten, und anschließend die Luft in den Bauchraum eindringt. Spüren Sie dabei, wie sich Ihre Bauchdecke mit jedem Einatmen hebt und beim Ausatmen wieder absenkt.

Wiederholen Sie die tiefe Bauchatmung so lange, bis Sie vollkommen zur Ruhe gekommen sind und wieder neue Kraft tanken konnten. Bevor Sie das bewusste Atmen beenden, nehmen Sie noch einige Atemzüge in gewohnter Atmung und spüren zum Schluss noch einen Moment lang nach.

Vielen Menschen hilft es, während der tiefen Bauchatmung einen Luftballon zu visualisieren. Hierfür können Sie sich in Gedanken vorstellen, dass Ihr Bauchraum ein Ballon sei, den Sie mit jeder Einatmung mit Luft füllen. Der Ballon kann sich dabei in jede beliebige Richtung ausdehnen. Sobald Sie ausatmen, lassen Sie die Luft aus dem Ballon wieder entfliehen, wodurch er ganz klein wird.

Die Feueratmung

Die Feueratmung, die ebenfalls unter der Bezeichnung **Kapalabhati Pranayama** (Schädelleuchten) bekannt ist, zählt zu den aktivierenden Atemtechniken im Yoga. Sie wirkt reinigend und anregend auf Körper und Geist, kann den Stoffwechsel anregen und unseren Geist wach halten. Da die Feueratmung im Körper ein warmes Gefühl erzeugt, ist sie die ideale Atemtechnik, um morgens wach in den Tag zu starten. Die Anregung des Stoffwechsels trägt dabei unter anderem dazu bei, dass unser Körper giftige Stoffe und Abfallprodukte besser ausscheiden kann. Darüber hinaus soll die Feueratmung die Verdauung fördern und bei Entgiftung von Leber und Nieren unterstützen. Damit wirkt das Kapalabhati Pranayama bei Verstopfungen und Magen-Darm-Beschwerden.

Durchführung: Sie können die Feueratmung in jeder beliebigen Sitzposition durchführen, wobei der Schneidersitz oder der Yogasitz die empfehlenswertesten Haltungen sind. Alternativ können Sie sich jedoch auch auf einen stabilen Stuhl bzw. auf einen Hocker setzen. Wichtig ist, dass Sie Ihre Wirbelsäule während der Durchführung aufrecht und gerade halten.

Sobald Sie eine für Sie angenehme Sitzposition gefunden und diese eingenommen haben, schließen Sie Ihre Augen, erheben Ihren Kopf und konzentrieren sich vollständig auf Ihre Atmung. Außerdem können Sie Ihre Hand auf Ihren Bauch legen, um die Wirkung des Pranayamas sowie die Aus- und Einatmung besser zu spüren. Atmen Sie nun ganz tief und kontrolliert durch Ihre Nase ein, bis sich Ihre Lungen vollständig mit Luft gefüllt haben und sich Ihr Bauch etwas wölbt. Anschließend atmen Sie mit Nachdruck durch die Nase wieder aus und ziehen gleichzeitig Ihren Bauch ruckartig ein. Dabei stellen Sie sich vor, wie die gesamte von Ihnen eingeatmete Luft aus Ihrem Bauch entweicht. Möglicherweise fühlen Sie dabei etwas Druck im Magen. Außerdem produzieren Sie beim Ausatmen ein schnaubendes Geräusch und können sich währenddessen vorstellen, wie Sie die Energie aus Ihrer Nase herausströmen lassen.

Wiederholen Sie die Feueratmung insgesamt 25-mal, wobei der Vorgang rund 5 Minuten dauern sollte. Jede einzelne Runde beginnt dabei mit der Ausatmung. Zum Schluss bleiben Sie noch für einen Moment lang mit geschlossenen Augen sitzen und entspannen sich noch ein wenig mehr.

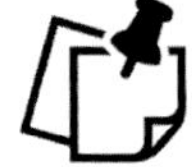

Achten Sie darauf, dass Ihre Nase frei und Ihr Magen leer ist. Anders als bei anderen Atemtechniken liegt der Fokus bei der Feueratmung nicht auf einem gleichmäßigen Atemaustausch, sondern vielmehr auf der kräftigen und aktiven Ausatmung.

Die Entspannungsatmung

Die Entspannungsatmung ist eine kraftvolle und schnelle Soforthilfe, um im stressigen Alltag abzuschalten, zu entspannen und einfach einmal ganz tief durchzuatmen. Sie eignet sich ideal für unser Alltagsleben, da sie nicht nur leicht zu erlernen, sondern auch überall und jederzeit durchführbar ist. Außerdem versorgt die Entspannungsübung unseren Körper mit lebenswichtigem Sauerstoff, steigert unsere Konzentration und macht uns wacher.

Durchführung: Stellen oder setzen Sie sich aufrecht hin. Beginnen Sie nun damit, ganz bewusst durch Ihre Nase einzuatmen und dabei bis acht zu zählen. Anschließend halten Sie die Luft an und zählen bis vier, bevor Sie durch Ihre Nase wieder ausatmen und erneut bis acht zählen. Im Anschluss machen Sie für einige Sekunden lang eine Pause und wiederholen die Übung noch neun weitere Male. Achten Sie währenddessen darauf, dass Sie Ihren Atemrhythmus möglichst gleichmäßig beibehalten.

Die wechselseitige Nasenatmung

Die wechselseitige Nasenatmung, die auch unter dem Namen **Surya Bhedana Pranayama** bekannt ist, trägt nicht nur zur Erfrischung sowie Entspannung unseres Körpers bei, sondern hat auch eine beruhigende Wirkung auf das Nervensystem, fördert die Blutreinigung sowie die Verdauung, reichert den Körper mit Sauerstoff an, kräftigt das Lungenvolumen und unterstützt uns bei Schlaflosigkeit, Angst- und Depressionsphasen sowie bei Erkältungen.

Durchführung: Setzen Sie sich zu Beginn entweder in einen aufrechten Schneidersitz, in den Lotussitz oder auf einen Stuhl. Heben Sie Ihre linke Hand und verschließen Sie mit Ihrem linken Ringfinger das rechte Nasenloch. Atmen Sie kontrolliert und tief durch Ihr linkes Nasenloch ein und zählen Sie währenddessen langsam bis vier. Anschließend verschließen Sie Ihr linkes Nasenloch mit Ihrem linken Daumen und halten dabei für etwa vier Sekunden die Luft an.

Im Anschluss öffnen Sie Ihr rechtes Nasenloch wieder und atmen dabei für vier Sekunden lang aus, wobei Sie Ihre Lungen vollständig entleeren. Nun atmen Sie erneut durch Ihr rechtes Nasenloch ein und zählen bis vier, bevor Sie dieses Nasenloch mit Ihrem Ringfinger verschließen und den Atem erneut für ungefähr vier Sekunden lang anhalten. Atmen Sie jetzt durch Ihr linkes Nasenloch für vier Sekunden aus und beenden Sie damit den Atemturnus, den Sie so oft wiederholen können, wie Sie möchten. Versuchen Sie, den Atemrhythmus von vier Sekunden kontinuierlich zu steigern.

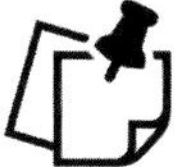

Achten Sie darauf, die wechselseitige Nasenatmung langsam und kontrolliert auszuführen und dabei nicht hektisch zu werden.

Muskulären Stress reduzieren

Massage für den Psoas

PALPATION

Bevor Sie mit der Massage des Iliopsoas beginnen, sollten Sie sich erst einmal ein wenig Zeit nehmen, um diesen durch das Ertasten aufzuspüren. Es reicht vollkommen aus, bei der Massage lediglich den *Psoas major* sowie den *Iliacus* zu behandeln. Der *Psoas minor* wird ohnehin gemeinsam mit dem *Psoas major* palpiert und lässt sich deswegen nicht immer ganz leicht von diesem unterscheiden – in beinahe der Hälfte der Menschen ist er sogar überhaupt nicht vorhanden, da er sich im Laufe der Zeit zunehmen zurückbildet.

> Bei einer Palpation handelt es sich um eine Basistechnik der klinischen Untersuchung, bei welcher der Patient manuell durch das Ertasten körperlicher Strukturen untersucht wird.

Palpation Psoas major

Um mit dem Abtasten Ihres *Psoas majors* zu beginnen, legen Sie sich zunächst auf eine Matte auf den Boden und stellen Sie Ihre Füße auf. Anschließend lassen Sie Ihre Füße zu der Seite fallen, die Sie nicht untersuchen möchten. Wollen Sie also Ihren linken *Psoas major* abtasten, lassen Sie Ihre Knie auf Ihre rechte Körperseite fallen. Dadurch können die Organe Ihrer unteren Bauchregion ein wenig zur Seite rutschen, wodurch Sie Ihren *Psoas major* spüren können.

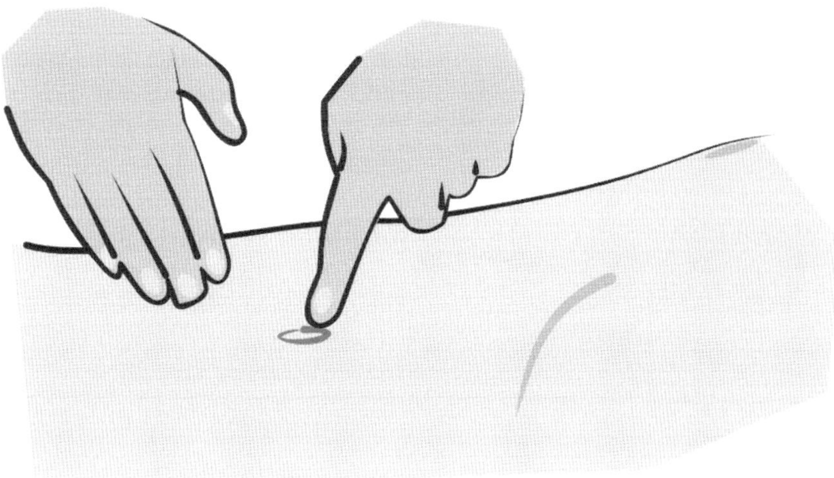

Spannen Sie nun Ihren Bauch an und positionieren Sie Ihre Finger unmittelbar neben Ihrem Bauchnabel. Heben Sie hierfür entweder Ihren Kopf leicht vom Boden ab oder führen Sie einen Crunch aus. Fahren Sie nun mit Ihren Fingern etwa 2 Zentimeter zur Seite und spannen Sie Ihren Bauch erneut an, bevor Sie kontrolliert, langsam und so tief wie möglich in Ihre Bauchgegend drücken. Sobald Sie am tiefsten Punkt angelangt sind, bewegen Sie Ihre Finger 2 Zentimeter nach innen und befinden sich damit im Bereich Ihres *Psoas major*.

Je fester Ihr *Psoas major* ist, umso leichter werden Sie ihn spüren können. Sollte Ihr *Psoas major* jedoch nicht allzu fest sein, müssen Sie ihn anspannen, um ihn ertasten zu können. Beugen Sie hierfür einfach Ihre Hüfte und bringen Sie Ihre Knie zur Brust.

Palpation Iliacus

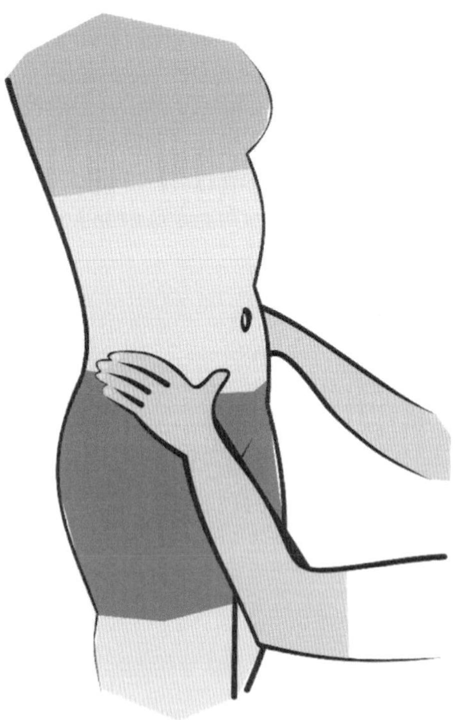

Zum Abtasten Ihres *Iliacus* legen Sie sich erneut auf eine Matte auf den Boden, lassen Ihre Knie wieder zur Seite fallen und positionieren Ihre Finger ein weiteres Mal unmittelbar neben Ihrem Bauchnabel. Im Anschluss bewegen Sie Ihre Finger ein wenig zur Seite sowie nach unten, um Ihren vorderen Darmbeinstachel anzutreffen. Der vordere Darmbeinstachel ist ein knöcherner Vorsprung, der sich an der vorderen Seite des Beckens gut ertasten lässt. Von diesem aus haben Sie Zugang zu Ihrem *Iliacus*, der sich vorne in der Beckenschaufel befindet.

DIE BESTEN MASSAGETECHNIKEN

Ein verspannter oder schwacher Psoas-Muskel verursacht nicht immer nur Schmerzen im Bereich der Lende oder des Darms, sondern löst oftmals auch in anderen Körperregionen Schmerzsignale aus. Denn das dauerhafte, unbewusste Anspannen unseres Psoas-Muskels im Alltag ruft häufig eine Vielzahl verschiedener körperlicher Symptome hervor, die mit starken Schmerzen einhergehen können. Der Psoas ist ein Teamplayer, der nur im Zusammenspiel mit anderen Muskelgruppen funktionieren und optimal arbeiten kann. Aus diesem Grund empfiehlt es sich, auch den um den Psoas-Muskel herumliegenden Bereichen Aufmerksamkeit zu schenken, sie zu massieren und zu verwöhnen.

Hierfür bieten sich die nachfolgenden Massagetechniken an, die entweder mit einem Partner oder auch allein durchgeführt werden können – je nachdem, welche Körperregionen Sie massieren möchten.

Effleurage

Bei der Effleurage werden die zu massierenden Stellen vom Massierenden sanft gestreichelt. Hierfür kann Ihr Partner mit den Händen sanft über die Haut der verspannten Körperregionen streicheln und diese dabei massieren, alternativ können Sie diese Technik natürlich auch selbst ausführen. Die sanfte Massagetechnik ist insbesondere zu Beginn einer Massage ideal, um den gesamten Körper vollkommen entspannen zu können.

Friktion

Zur Muskelentspannung sowie zur Lösung von Verhärtungen werden bei der Friktion kleine, kreisende Bewegungen oder Reibungen mit den Fingerspitzen oder den Handballen ausgeführt, um eine entspannende Reibung zu erzeugen.

Petrissage

Unter dem Begriff Petrissage versteht man das kräftige Kneten von verspannten Muskelpartien, wodurch die Durchblutung angeregt wird. Dabei kann von oben sanfter Druck auf den Muskel ausgeübt werden, um diesen ganz sanft gegen die darunterliegenden Knochen zu drücken und somit, neben der Verspannung, zur selben Zeit auch die Muskeln sowie das Gewebe unterhalb der Haut zu massieren. Darüber hinaus kann die Haut auch vorsichtig zwischen dem Zeige- und dem Mittelfinger sowie dem Daumen geknetet werden. Die Massagetechnik ist dementsprechend relativ einfach, verspricht gleichzeitig jedoch eine große Wirkung.

Tapotement

Das Tapotement zielt auf das leichte Abklopfen verspannter Körperregionen ab, sodass die verhärteten Muskelpartien durch die sanfte Erschütterung wieder aufweichen oder sich Verspannungen lösen können.

Vibration

Bei der Vibration bewegt der Massierende entweder seine flache Hand oder seine Fingerspitzen rasch hin und her und erzeugt dadurch ein leichtes Muskelzittern. Dabei kann die Vibration durchaus bis in das tief sitzende Muskelgewebe eindringen und dort die verspannten Körperregionen lockern oder verkrampfte Stellen lösen.

Psoas-Entlastung

Neben der Massage nahe liegender Körperregionen ist es jedoch auch wichtig, den Psoas selbst zu massieren und somit zu entlasten. Legen Sie sich hierfür in Rückenlage auf eine Matte oder auf eine Massageliege und winkeln Sie Ihre Knie an. Anschließend bringt Ihr Partner seine beiden Mittel- und Ringfinger zusammen, streckt die Ellenbogen zur Seite aus und legt die Fingerspitzen der Mittel- und Ringfinger gleichermaßen etwa 5 bis 7 Zentimeter seitlich neben dem Bauchnabel auf. Dabei bewegt er seine Fingerspitzen langsam und kontrolliert von der Oberfläche in die Tiefe, wobei der Bauchinhalt jeweils seitlich entweicht.

SELBSTMASSAGE

Der Psoas und seine umliegenden Körperregionen lassen sich nicht nur durch eine Partnermassage oder eine Massage von einem Therapierenden behandeln, sondern können auch hervorragend durch die Selbstmassage gelockert werden. Dabei gibt es keine pauschale Antwort dafür, wie lange und oft man sich selbst massieren sollte. Grundsätzlich gilt: Je schmerzhafter und sensibler ein Punkt ist, umso kürzer sollte die Zeit sein, in der Sie diesen massieren, und umso sanfter sollte der Druck sein, mit dem Sie massieren. Sind Sie nicht ganz so empfindlich oder können die Schmerzen gut aushalten, können Sie sich auch ein wenig länger massieren. Die einzige Voraussetzung ist, dass die Schmerzen im Anschluss nicht stärker werden. Dabei ist es wichtig, dass Sie sich Schritt für Schritt herantasten und mit lockeren und kurzen Massagen beginnen, die Sie mit moderatem Druck einmal am Tag ausführen. Anschließend werden Sie selbst wissen, ob Sie die Massage reduzieren oder sie sogar intensivieren können. Auch die Massagehäufigkeit ist von einigen Faktoren abhängig – zum Beispiel davon, wie Ihr Körper auf die Massage reagiert und diese annehmen kann.

Als Richtwert gilt, dass man sich zu Beginn einmal am Tag für etwa 10 bis 15 Minuten pro Region massieren sollte. Sollten Sie am nächsten Tag merken, dass der Bereich erneut verspannt ist, legen Sie gerne einen Tag Pause ein. Die Massage der Faszien und Triggerpunkte sollte grundsätzlich immer nur dann ausgeführt werden, wenn Sie uns auch wirklich guttut.

Die Druck-Bewegungstechnik

Sobald Sie Ihren Psoas-Muskel aufgespürt haben, drücken Sie mit Ihren Fingern in den Muskel und beugen sowie strecken Ihre Hüfte anschließend einige Male. Währenddessen sollten Sie sich mit Ihren Fingern in den schmerzhaftesten Bewegungsabschnitten aufhalten und immer spüren, wie der Muskel unterhalb Ihrer Finger arbeitet.

Präzise Massagestriche

Zu Beginn der Selbstmassage tasten Sie Ihren Psoas-Muskel ab und untersuchen ihn auf schmerzhafte Punkte. Sobald Sie einen Schmerzpunkt aufspüren, legen Sie Ihre Finger kurz vor diesem schmerzenden Punkt an und bewegen sie bis kurz hinter den Schmerzpunkt. Je nachdem, wie schmerzhaft diese Stelle ist, sollte sie sehr langsam 5- bis 15-mal massiert werden. Nachdem Sie Ihrem ersten schmerzhaften Punkt durch präzise Massagestriche ein wenig Anspannung genommen haben, suchen Sie weitere Schmerzpunkte, um auch diese von ihren Verspannungen zu lösen. Vergewissern Sie sich zwischendurch immer einmal wieder, dass Sie diese auf dem Muskel abtasten, indem Sie den Psoas durch kleine Kontraktionen anspannen.

Psoas-Massage mit Massageball

Legen Sie sich in Bauchlage auf die Matte, wobei Sie Ihren Oberkörper mit Ihren Armen abstützen. Positionieren Sie den Massageball seitlich neben Ihrem Bauchnabel und bewegen Sie diesen für etwa 5 bis 7 Zentimeter zur Seite und anschließend 2 bis 3 Zentimeter nach unten. Nun rollen Sie auf dem Ball auf und ab. Sobald Sie auf einen angespannten Bereich getroffen sind, atmen Sie zunächst tief durch, ruhen auf diesem Bereich für etwa 10 bis 20 Sekunden lang und üben dabei Druck aus. Im Anschluss bewegen Sie den Massageball weiter nach unten, wobei Sie währenddessen darauf achten, seitlich zwischen dem Bereich unterhalb Ihres Bauchnabels und Ihres Hüftknochens zu rollen.

TRIGGERPUNKTE AUFSPÜREN & LÖSEN

Myofasziale Triggerpunkte sind schmerzhafte Veränderungen, die innerhalb der Skelettmuskulatur, also den Muskeln, auftreten. Dabei sitzen die Verhärtungen in einem Bündel von angespannten Muskelfasern, das als Hartspannstrang bezeichnet wird und als Knubbel oder Knoten ertastet werden kann. Sobald Druck auf die Triggerpunkte (Kontraktionspunkte) ausgeübt wird, werden bei dem Betroffenen Schmerzen erzeugt, die, in Abhängigkeit von Druckstärke sowie Art der Triggerpunkte, so stark sein können, dass sie beim Betroffenen zu einem impulsiven Zusammenzucken (lokale Zuckungsantwort) führen. Neben dem Muskelgewebe gibt es darüber hinaus auch noch weitere Triggerpunkte, die in anderen Geweben auftauchen – wie der Knochenhaut, den Bändern, den Sehnen oder im Unterhautbindegewebe. Grundsätzlich unterscheidet die Medizin zwei Arten von Triggerpunkten:

- Die **aktiven Triggerpunkte**,

die sowohl bei Bewegung als auch bei Ruhe spontane Schmerzen erzeugen.

- Die **latenten Triggerpunkte**,

bei denen Schmerzen nur durch Druck und Berührung erzeugt werden.

Triggerpunkte können die Ursache vieler unterschiedlicher Ruhe- und Bewegungsschmerzen sein, wobei die erzeugten Schmerzen oftmals nicht im Bereich des Triggerpunktes, sondern in vom eigentlichen Triggerpunkt weit entfernten Körperregionen auftreten. Myofasziale Triggerpunkte sind der Auslöser einer Reihe von spezifischen Symptomen, zu denen unter anderem Schmerzen, eingeschränkte Bewegungsfähigkeit, unkontrollierte Bewegungen oder Muskelschwäche ohne sichtbaren Gewebeschwund zählen. In der Regel fällt es Betroffenen schwer, ihre Schmerzen zu lokalisieren, da diese nicht nur am bzw. im Triggerpunkt direkt auftreten, sondern auch in naheliegenden Gelenken, Muskeln oder Sehnen spürbar sind. Aus diesem Grund werden Triggerpunkte als potenzielle Schmerzauslöser oftmals übersehen, wodurch einige Betroffene für eine lange Zeit mit ihren Beschwerden leben müssen, die irgendwann sogar zu einer Chronifizierung führen können.

Triggerpunkte im Psoas sind sowohl druckempfindlich als auch lokal schmerzhaft. Zudem können sie Schmerzen in den lumbalen sowie thoracalen Bereich der Wirbelsäule (unterer und mittlerer Rücken) sowie in die obere Oberschenkelvorderseite senden.

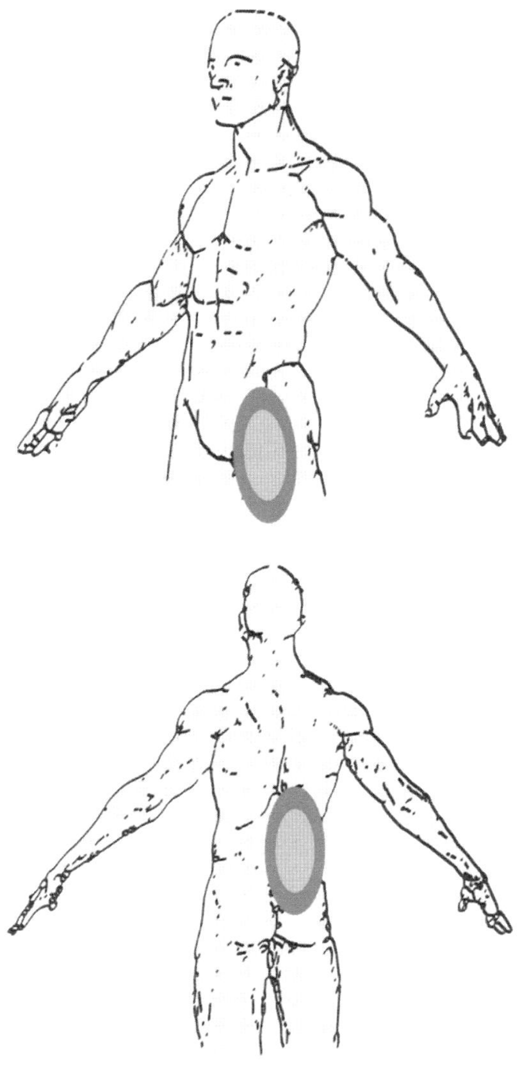

Verspannungen und Triggerpunkte im Psoas haben zumeist Bewegungseinschränkungen zur Folge, da sich ein Muskel nur schlecht dehnen bzw. verlängern lässt. Daraus entstehen oftmals Schmerzen in der Hüfte, aus denen Probleme mit der Hüftstreckung resultieren. Es fällt uns zunehmend schwerer, aus einem tiefen Stuhl aufzustehen, und unser aufrechter Gang wird durch einen leicht nach vorne gebeugten Oberkörper ersetzt. Denn durch die leichte Hüftbeugung verhindern wir, dass unser Psoas gedehnt wird, was mit schmerzhaften Bewegungen verbunden sein könnte. Triggerpunkte im Psoas entstehen vorrangig dann, wenn der Muskel entweder zu schnell gedehnt wird, einer permanenten Überbeanspruchung ausgesetzt ist oder wenn er dauerhaft in einer angenäherten Position gehalten wird.

Zu schnelles Dehnen des Muskels

Triggerpunkte können immer dann entstehen, wenn ein Muskel zu schnell gedehnt bzw. verlängert wird. Das gilt insbesondere dann, wenn der Muskel unmittelbar vorher für einen längeren Zeitraum angenähert wurde. Aus diesem Grund kann vor allem das Aufstehen aus dem Auto, vom Sessel oder aus der Hocke Probleme mit sich ziehen. Deshalb sollten Sie versuchen, langes Verharren in diesen Positionen zu vermeiden und immer relativ langsam und kontrolliert in eine aufrechte Position zurückzukommen. Außerdem können kurze Bewegungspausen hilfreich sein.

Permanente Überbeanspruchung des Muskels

Darüber hinaus können Triggerpunkte aus einer permanenten Überbeanspruchung des Muskels hervorgehen. Dauerhafte Überlastungen finden sich vorrangig bei sportlichen Aktivitäten wieder, bei denen es häufig zu einer starken und schnellen oder einer dauerhaften Hüftbeugung kommt. Hierzu zählen etwa das Sprinttraining, das Bergsteigen oder auch das Radfahren mit Klickpedalen.

Dauerhaft angenäherte Position

Triggerpunkte können zudem aus einer dauerhaft angenäherten Position heraus entstehen, womit beinahe alle sitzenden Positionen gemeint sind, da die Hüfte bei sitzenden Positionen stark, oftmals sogar über 90 Grad, gebeugt bleibt. Besonders negativ hervorzuheben sind hier sowohl die Arbeit am Schreibtisch als auch das Autofahren, da wir bei beiden Tätigkeiten oftmals Stunden in einer angenäherten Position verbringen, ohne ausgleichende Aktivitäten.

Behandlung

Sobald Triggerpunkte im Iliopsoas aktiviert werden, lassen sich diese zunächst durch die am Anfang des Kapitels beschriebene Palpation des Iliopsoas lokalisieren und werden im Anschluss konstantem Druck ausgesetzt. Dieser Druck kann entweder durch die Finger oder andere Hilfsmittel ausgeübt werden. Anschließend können die **Druck-Bewegungstechnik**, die **präzisen Massagestriche** sowie das **Training mit einer Faszienrolle** helfen, die Triggerpunkte zu deaktivieren.

Neben der Massagetherapie, bei der Druck auf die betroffenen Muskelfasern ausgeübt wird, werden noch weitere Methoden zur Behandlung von Triggerpunkten herangezogen.

Im Rahmen der **Spray and Stretch**-Methode beispielsweise wird der Muskel, in dem sich der Triggerpunkt befindet, sowie das Gebiet seiner Ausstrahlung mit Kältespray behandelt und anschließend von einem Physiotherapeuten schmerzfrei gedehnt.

Bei der **Dry Needling**-Methode sollen die Triggerpunkte in den Muskelfasern durch das Einführen einer Nadel aufgelöst werden, da man davon ausgeht, dass sich ein Triggerpunkt aus einer oder mehreren Fasern zusammensetzt. Durch das präzise Stechen in den Triggerpunkt wird die Sauerstoffversorgung der angespannten Faszien und Muskelfasern angeregt, wodurch Verkrampfungen und Verspannungen gelöst, lokale Entzündungsreaktionen minimiert sowie die allgemeine Durchblutung verbessert werden.

Eine weitere Methode zu Behandlung von Triggerpunkten ist die **Neuraltherapie.** Hier werden Injektionen mit Lokalanästhetika unmittelbar in den Triggerpunkt gesetzt, um die verkrampften Muskelstränge zeitweise zu lockern. Eine Neuraltherapie darf in der Regel nur von Ärzten mit entsprechender Zusatzausbildung ausgeführt werden.

Grundsätzlich sollten Sie erst selbst versuchen, Ihre Triggerpunkte aufzuspüren und diese zu lösen. Sollte sich keine Verbesserung einstellen, können Sie im Anschluss immer noch ärztliche Hilfe in Anspruch nehmen.

Das Psoas-Büro-Training

KURZE ENTSPANNUNGSTRICKS

Anti-Stressball

Ein Anti-Stressball kann den Folgen eines stressigen Alltags gezielt entgegenwirken und direkte Abhilfe schaffen. Denn das Kneten bringt Körper und Geist wieder zurück in ein harmonisches Gleichgewicht, senkt Blutdruck und Puls und beruhigt die Atmung, was sich wiederum positiv auf einen verspannten Psoas-Muskel auswirkt.

Ausführung:
Nehmen Sie den Stressball zuerst in die rechte Hand und kneten bzw. drücken Sie diesen, indem Sie nacheinander mit jedem einzelnen Finger – beginnend mit dem Daumen – Druck auf den Ball ausüben. Sobald Sie mit jedem Ihrer Finger einmal Druck auf den Ball ausgeübt haben, machen Sie einen weiteren Durchgang in umgekehrter Reihenfolge und beginnen dieses Mal mit Ihrem kleinen Finger und enden beim Daumen. Anschließend führen Sie die Übung mit Ihrer linken Hand durch, beginnen zunächst wieder bei Ihrem Daumen und ändern im Anschluss die Reihenfolge.

Außer Reichweite

Permanentes Verharren in immer derselben Sitzposition kann auf lange Sicht schwere gesundheitliche Probleme verursachen und nicht nur Ihren Psoas-Muskel stark verspannen. Deshalb sollten Sie in regelmäßigen Abständen kurze Pausen einbauen, in denen Sie kleine Runden im Büro laufen, wodurch Sie Ihren Psoas entlasten können. Dafür können Sie zum Beispiel Ihren

Papierkorb am anderen Ende des Raumes platzieren oder Ihren Drucker außerhalb Ihrer unmittelbaren Reichweite positionieren. So sind Sie immer einmal wieder dazu gezwungen, aufzustehen. Denn selbst kurze Bewegungsperioden tun Körper und Geist unglaublich gut und tragen nachhaltig zur körperlichen und geistigen Gesundheit sowie zum Wohlbefinden bei.

Körperstreckung

Streck- und Dehnübungen können wahre Wunder wirken und den verkürzten Psoas entspannen und geschmeidiger machen. Die häufigste Ursache für einen verkürzten Hüftbeuger ist tägliches, stundenlanges Sitzen in den immer gleichen Positionen. Doch kurze Übungen, in denen Sie Ihren gesamten Körper strecken, können Abhilfe schaffen und lassen sich zudem ideal in den Büroalltag integrieren.

Ausführung:
Stellen Sie sich gerade, aufrecht und Ihre Beine zwei Fußbreit auseinander mit leicht gebeugten Knien auf. Ihre Arme hängen seitlich neben Ihrem Körper herunter und Ihre Füße stehen parallel fest im Boden verankert. Bringen Sie nun Ihre Hände vor Ihrem Körper zusammen und bilden Sie etwa in Bauchhöhe eine Schale mit Ihren Händen. Währenddessen stellen Sie sich vor, wie sich in dieser Schale frisches und leckeres Wasser befindet. Im Zuge der nächsten Einatmung führen Sie Ihre Handschale zum Mund und visualisieren dabei, wie Sie von dem klaren und erfrischenden Wasser trinken. Sie spüren, wie das Wasser langsam durch Ihren gesamten Körper fließt. Mit der nächsten Ausatmung bringen Sie Ihre Hände Richtung Decke und strecken Ihre Arme über Ihrem Kopf aus, sodass sich Ihr gesamter Körper streckt. Wenn Sie möchten, können Sie sich dabei zusätzlich auf Ihre Zehenspitzen stellen, um Ihren Körper noch etwas mehr zu strecken. Wiederholen Sie die Körperstreckung insgesamt 4- bis 5-mal, um Körper und Geist maximal zu entspannen.

Fantasiereise

Fantasiereisen gehören zu den sogenannten Imaginationstechniken, deren beruhigende Wirkung sich unmittelbar einstellt. Ähnlich wie bei einer Hypnose kommt es auch bei der Fantasiereise zu körperlicher Entspannung sowie psychischer Entkrampfung, die insbesondere Ihrem Psoas zugutekommen wird. Versuchen Sie es doch in Ihrer nächsten Pause mit der folgenden Übung:

Erdung: Eine Übung für Stabilität, Sicherheit und Kraft

https://bit.ly/39v8NaS
Link oder QR-Code
zum Audio-Guide

[keine App-Installierung notwendig: ‚oder weiter zur Webseite' wählen]

Heute möchte ich dich in die Natur mitnehmen zu einer Meditation für mehr innere Stabilität, Sicherheit und Kraft. Diese Übung kann einerseits im Sitzen durchgeführt werden, so kannst du deinen Körper ganz loslassen, vollends in dich hineintauchen und in die erdende Übung hineinspüren. Andererseits kannst du während der Übung auch stehen. So erzeugst du ein anderes Bewusstsein für die in dir aufkommenden Bilder. Wenn wir uns während der Übung zum Beispiel vorstellen, dass wir ein Baum sind, dann kannst du im Stehen deinen Körper bewusster als solchen fühlen und über deine Füße bewusster in Anbindung mit der Erde gehen. Beide Positionen sind tolle Möglichkeiten und für eine darfst du dich jetzt entscheiden. Danach können wir mit der Meditation beginnen.

Suche dir für die Meditation zunächst einen ruhigen Ort, an dem du für die nächsten zehn bis fünfzehn Minuten ganz ungestört für dich sein kannst. Für welche Position du dich auch entscheidest, sitzend oder stehend, komme in dieser an. Komme bei dir an. Atme dafür tief durch die Nase ein und langsam und sachte durch deinen leicht geöffneten Mund wieder aus. Ich lade dich nun ein, mit mir auf eine Reise zu gehen. Eine Reise hinaus in die Natur. Verlasse nun ganz bewusst deinen Körper und gehe mit deiner Aufmerksamkeit in die Natur auf eine wunderschöne, große grüne Wiese. Komme ganz bewusst auf dieser Wiese an. Nimm unter dir das frische, grüne Gras wahr. Wie fühlt es sich an? Ist es noch kühl vom Morgentau? Oder hat es die Sonne schon erwärmt? Über dir siehst du den strahlend blauen Himmel und die funkelnd helle Sonne. Du spürst die warmen Sonnenstrahlen auf dir. Sauge ihre Wärme und Energie in dir auf. Du stehst mit beiden Füßen fest auf dem Boden.

Stelle dir nun vor, du bist auf dieser Wiese ein Baum. Dein Körper ist der Baumstamm. Und deine Füße sind die Anbindung an die Erde. Wenn du liegst, kannst du deine Knie nun aufstellen, sodass deine Fußsohlen auf dem Untergrund stehen. Und wie bei einem richtigen Baum wachsen jetzt aus deinen Füßen Wurzeln. Wurzeln, die sich in die Erde graben und dich mit der Erde verwurzeln, verbinden. So wirst du stabiler und gelangst zu innerer Sicherheit und innerer Ruhe. Es wachsen Wurzeln aus deinen Fußzehen, aus deinen Fußballen, aus deinen Fersen. Manche Wurzeln sind dicker, andere dünner. Die Wurzeln graben sich tiefer und tiefer in die Erde und verwurzeln dich immer stabiler mit der Erde. Nur wer sicher, fest und stabil steht, kann auch in sich sicher bleiben und fest im Leben stehen. Wenn du gut verwurzelt bist, kann dich so leicht nichts mehr aus der Ruhe bringen – genauso wenig, wie ein Wind einen Baum umpusten könnte.

Nimm nun deine Hände hoch über deinen Kopf und stelle dir vor, dass du in deinen Händen ein großes, goldenes Sieb hältst. Wie ein großes, goldenes Gitter. Und dieses Sieb ziehst du jetzt langsam und ganz bewusst durch deinen Körper nach unten. Dabei nimmt es alles mit nach unten, jede Fremdenergie, alles an Ängsten und Sorgen, die nicht zu dir gehören oder dich negativ beeinflussen. Das Sieb wandert durch dich hindurch bis nach unten. Ziehe es mit deinen Händen ganz nach unten. Wie ein Filter nimmt es alles mit, was nicht zu dir gehört und was dir Energie raubt. Wenn du mit dem Sieb am Boden ankommst, nimmst du die Fremdenergie mit deinen Händen auf und wirfst sie kraftvoll und entschlossen nach oben in den Himmel. Der Himmel nimmt es dir ab, sodass es dich nicht mehr belastet. Wiederhole die Übung. Nimm deine Hände über den Kopf. Visualisiere dir dieses große, goldene Sieb und lasse es ganz bewusst durch dich nach unten wandern. Ziehe es durch deinen Körper, durch deine Aura, durch deine Chakren, durch dein ganzes Bewusstsein und nimm alles mit nach unten, was nicht zu dir gehört. Wenn das Sieb am Boden ankommt, nimm all die noch verbleibende, dich störende Energie und schicke sie nach oben in den Himmel, sodass sie transformiert werden kann.

Atme dann die frische, klare Luft in dich ein. Nimm ganz bewusst die Natur um dich herum wahr, in der du dich befindest. Atme die frische, energetisierte Luft. Nimm auch ganz bewusst die Sonne über dir wahr. Die Sonne schickt dir ihre Sonnenstrahlen, ihre Kraft, Energie und Wärme. Und die Sonnenstrahlen berühren deine Haut, dein Gesicht, deine Hände. Und die Sonnenenergie fließt in dich ein und beginnt dich aufzufüllen mit neuer Kraft und neuer Energie. Lasse die Sonnenenergie in dich einfließen. Und so beginnt dein Körper nach und nach, von innen zu leuchten. Lasse dich immer mehr auffüllen. Hole dir immer mehr Kraft. Lasse die Energie vor allem in dein Solarplexus-Chakra fließen, dieses befindet sich in deinem Oberbauch, und auch in dein Kraftzentrum unterhalb deines Bauchnabels, in das Sakral-Chakra. Diese Energie verteilt sich von hier aus über die Meridiane in deinem gesamten Körper. Stelle dir vor, wie die Sonnenenergie bis in deine Beine fließt, bis hinunter, in deine Füße, und auch in deine Wurzeln. Von oben fließt immer neue Sonnenenergie in dich ein. Sie zirkuliert in dir, erwärmt dich und fließt bis ganz hinunter, stärkt deine Wurzeln. So wirst du immer kraftvoller. Auch der Boden unter deinen Füßen beginnt, zu leuchten, und schenkt dir noch mehr Halt und Stabilität. Öffne deine Arme sachte, aber ganz weit und atme die Kraft der Natur tief in dich ein. Fühle die Ruhe, die Entspannung, aber auch die Kraft, die Sicherheit und Stabilität, die sich nun in deinem Körper befinden.

Atme ein letztes Mal die Energie tief in dich ein und komme dann ganz langsam, Atemzug für Atemzug, ganz bewusst zurück in deinen Körper, ins Hier und Jetzt. Nimm ganz bewusst deinen Körper auf dem Untergrund wahr. Bewege langsam deine Hände und deine Füße. Und öffne in deinem Tempo deine Augen und genieße all diese positiven Energien, diese Reinheit in dir.

Lege zum Abschluss beide Hände auf dein Herz und bedanke dich bei dir, dass du dir die Zeit genommen hast, um dich zu erden und um dich mit frischer Energie zu füllen, die dich nun stabiler, sicherer und kraftvoller sein lässt. Und wenn du so weit bist, bewege und strecke deinen Körper immer mehr. So, wie es sich für dich gut anfühlt. Ich wünsche dir einen energetischen und kraftvollen Tag!

Gesichtsmuskelübung

Setzen Sie sich in bequemer Körperhaltung in Ihren Bürostuhl, halten Sie sich Ihre Hände vor das Gesicht und schließen Sie Ihre Augen. Vor Ihrem inneren Auge erinnern Sie sich nun an ein schönes Erlebnis der Vergangenheit, das bei Ihnen positive Gefühle hervorruft. Währenddessen atmen Sie ganz tief und bewusst in Ihren Bauch ein, halten für einige Sekunden die Luft an und lassen diese dann wieder entweichen. Anschließend atmen Sie noch vier weitere Male tief und bewusst ein und wieder aus und lassen dabei die Erinnerung der Vergangenheit vor Ihrem inneren Auge ablaufen.

Nachdem Sie sich nun schöne und angenehme Gedanken gemacht haben und Ihre Atmung zur Ruhe gekommen ist, ziehen Sie hinter Ihren Händen lustige Grimassen, um verspannten Gesichtsmuskelpartien die Anspannung zu nehmen. Sobald Sie einige Grimassen gezogen haben, können Sie gerne noch Ihren Nacken kräftig durchkneten, um auch die im Nacken sitzenden Verspannungen zu lösen.

Lassen Sie sich für die Gesichtsmuskelübung insgesamt etwa 2 Minuten Zeit und Sie werden spüren, wie sich die Entspannung Ihrer Gesichtsmuskelpartien unmittelbar auch auf Ihren Psoas auswirkt und zu dessen körperlicher sowie seelischer Entkrampfung beiträgt.

DEHNUNG AM SCHREIBTISCH

Dehnung für Nacken & Schultern

Setzen Sie sich gerade und aufrecht in Ihren Bürostuhl und rollen Sie etwa eine Beinlänge vom Schreibtisch nach hinten weg. Anschließend legen Sie Ihre Arme parallel und durchgestreckt auf dem Tisch vor Ihnen ab. Falls Sie einmal nicht genügend freie Fläche auf Ihrem Schreibtisch zur Verfügung haben sollten, können Sie Ihre Arme alternativ zum Beispiel auf einem kleinen Schrank mit etwa derselben Höhe ablegen oder die Übung im Stehen ausführen und Ihre Hände dabei auf der Rückenlehne Ihres Schreibtischstuhls positionieren.

Sobald Sie Ihre Arme abgelegt haben, beugen Sie sich nach vorne und stützen Ihren Kopf dabei zwischen Ihren angespannten Oberarmen ab. Währenddessen atmen Sie langsam, kontrolliert und tief ein und wieder aus und versuchen, sich dabei vollkommen zu entspannen. Achten Sie während der Übungsausführung darauf, einen geraden Rücken zu bilden und weder in einen Rundrücken noch in ein Hohlkreuz zu verfallen.

Die Dehnung für Nacken und Schultern wird Ihnen nicht nur helfen, vom stressigen Arbeitsalltag im Büro abzuschalten, sondern auch die Verspannungen und Blockaden in Ihrem Psoas zu lösen.

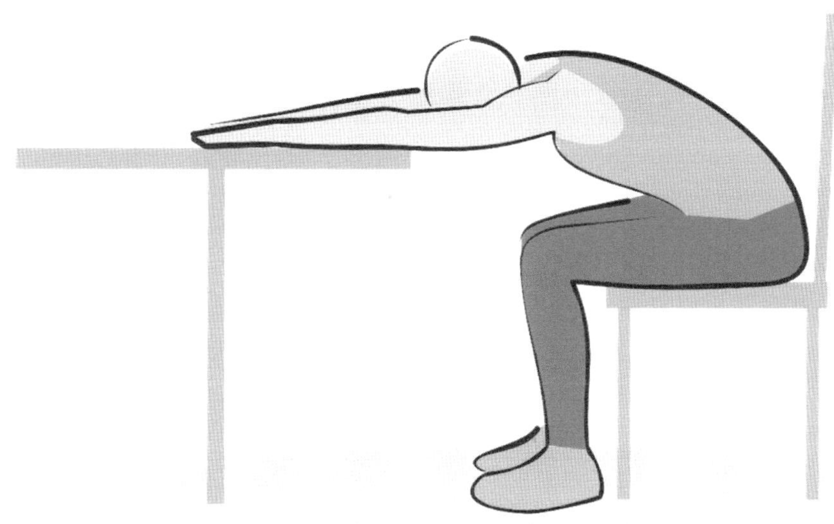

Rotationsübung für einen verkürzten Hüftbeuger

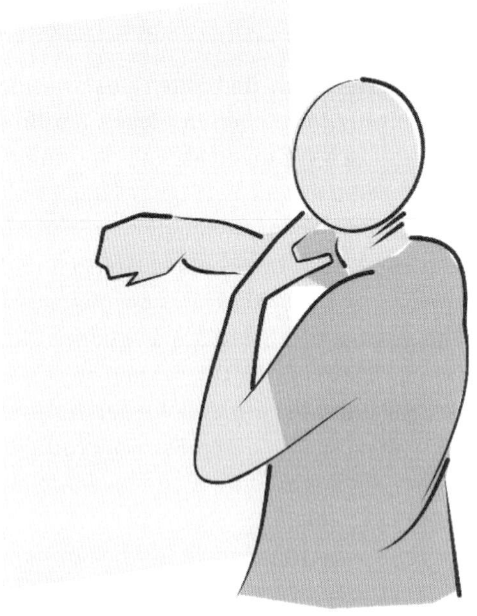

Stellen Sie sich aufrecht und gerade mit Ihrer linken Körperseite so neben einer Wand auf, dass diese von Ihrem linken Fuß berührt wird. Bringen Sie anschließend Ihre rechte Hand zur Wand und wandern Sie mit dieser so weit in die Richtung Ihrer linken Schulter, dass sich Ihr Oberkörper mit der Hand dreht und diesen sowie Beine und Hüfte immer weiter über die Wand in die Rotation zieht. Im Anschluss greifen Sie mit Ihrer linken Hand die linke Seite Ihres Unterkiefers und ziehen Ihren Kopf ganz langsam und kontrolliert zunehmend nach links. Atmen Sie währenddessen ruhig und bewusst ein und wieder aus. Versuchen Sie, die Dehnung während der Ausatmung zu verstärken, indem Sie die Rotation über Ihre rechte Hand intensivieren. Dabei sollten Sie Ihre Knie jedoch gestreckt und Ihre Füße in unveränderter Position im Boden verankert lassen, um den Effekt der Rotation bis hinunter in die Fußgelenke zu gewährleisten.

Halten Sie die Dehnung für 2 bis 3 Minuten. Lösen Sie sich dann langsam und kontrolliert aus der Position heraus. Anschließend führen Sie die Rotation auf der anderen Körperseite aus, um auch den Hüftbeuger Ihrer linken Körperseite zu dehnen und Ihren gesamten Psoas zu entspannen und seiner Verkürzung entgegenzuwirken. Achten Sie während der gesamten Übung außerdem darauf, dass die Intensität der Dehnung nicht schmerzhaft wird.

Aktives Dehnen des Hüftbeugers durch Beinschwingen

Stellen Sie sich aufrecht und gerade auf der linken Seite vom Schreibtisch auf, sodass Sie sich mit Ihrer rechten Hand am Schreibtisch abstützen können, um während der Übungsausführung nicht aus dem Gleichgewicht zu geraten. Anschließend atmen Sie tief ein und spannen dabei Ihre gesamte Bauchmuskulatur an. Verlagern Sie Ihr Gewicht auf den rechten Fuß, strecken Sie Ihr linkes Bein aus und schwingen Sie damit 15-mal nach vorne und wieder zurück. Achten Sie darauf, dass Hüfte und Oberkörper während der gesamten Übungsausführung gerade und stabil bleiben. Denn die Übung zielt darauf ab, den Psoas zu entlasten und ihn zu dehnen und sich nicht etwa durch eine instabile Körperhaltung Verletzungen zuzuziehen. Im Anschluss wechseln Sie die Seite und schwingen mit Ihrem rechten Bein 15-mal.

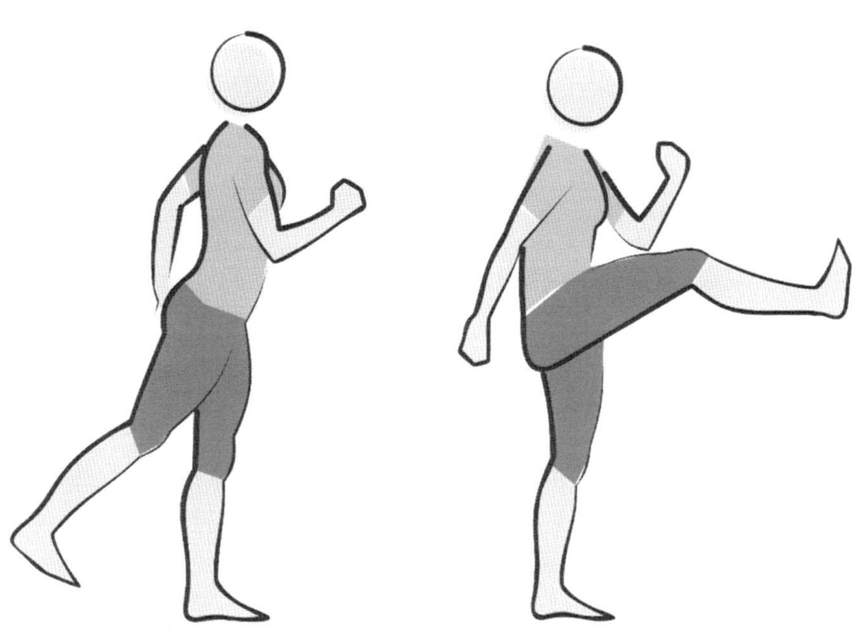

Dehnung von Psoas und Rumpffaszie

Setzen Sie sich auf die vordere Kante Ihres Bürostuhls und strecken Sie Ihre Arme jeweils im Wechsel 10-mal pro Seite lang zur Decke aus. Anschließend wiederholen Sie den Bewegungsablauf, strecken dabei Ihre Arme jedoch abwechselnd nach vorne aus. Durch die abwechselnde Bewegung von linkem und rechtem Arm mobilisieren und entspannen Sie nicht nur Ihren Psoas, sondern auch Ihre gesamte Rücken-, Schulter- und Nackenregion.

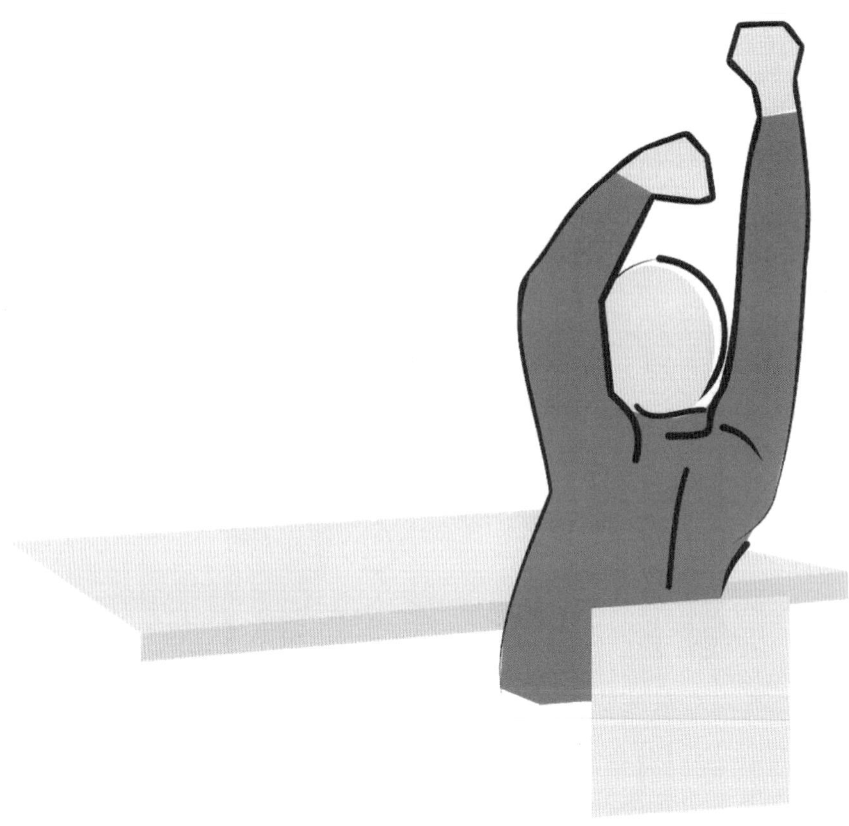

Sitzende Dehnung des Hüftbeugers

Setzen Sie sich zu Beginn der Dehnung aufrecht auf die vordere Kante Ihres Bürostuhls und platzieren Sie dabei Ihr linkes angewinkeltes Bein so, dass sich Ihr Oberschenkel parallel über dem Boden befindet und Ihr Fuß fest im Boden verankert ist. Nun umfassen Sie Ihren rechten Knöchel mit Ihrer rechten Hand und ziehen Ihre rechte Ferse langsam und kontrolliert zu Ihrem Gesäß heran. Dabei sollten Sie sowohl in der Hüfte als auch im Oberschenkel sowie in Ihren rechten Bauchmuskeln eine Dehnung verspüren.

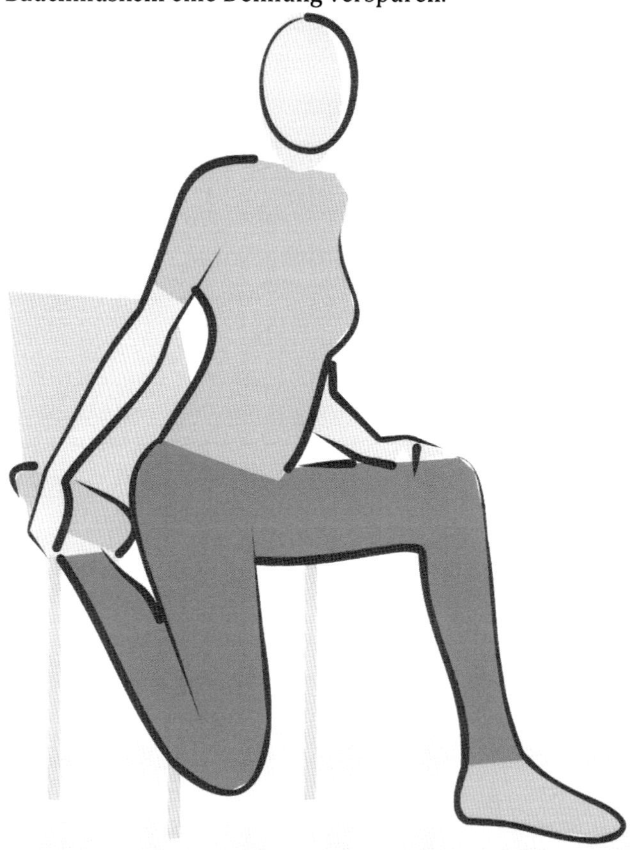

Auf geistiger Ebene werden Sie nach Ausführung der Übung bemerken, dass die intensive sitzende Dehnung des Psoas nicht nur Ihren Körper, sondern auch Ihren Geist sowie Ihre Seele zur Ruhe gebracht hat.

Knieheben auf dem Bürostuhl

Setzen Sie sich auf die vordere Hälfte Ihres Bürostuhls und umgreifen Sie seitlich den Rand der Sitzfläche mit beiden Händen. Anschließend spannen Sie Ihre gesamte Bauchmuskulatur an und heben zur selben Zeit Ihre Knie in Richtung Ihrer Brust, sodass Ihre Kniegelenke einen 90-Grad-Winkel bilden. Stützen Sie sich währenddessen mit Ihren durchgestreckten Armen auf dem Stuhl ab und halten Sie die Knie für 3 bis 5 Sekunden lang in der Luft. Im Anschluss bringen Sie diese wieder langsam und kontrolliert zum Boden. Wiederholen Sie die Übung 10- bis 20-mal.

Während der Übungsausführung werden Sie vor allem Ihre Bauchmuskeln spüren, doch der Psoas ist der einzige Muskel in unserem Körper, der eine Hüftbeugung von mehr als 90 Grad erlaubt, wodurch er bei dieser Übung ordentlich arbeiten muss und somit gekräftigt wird.

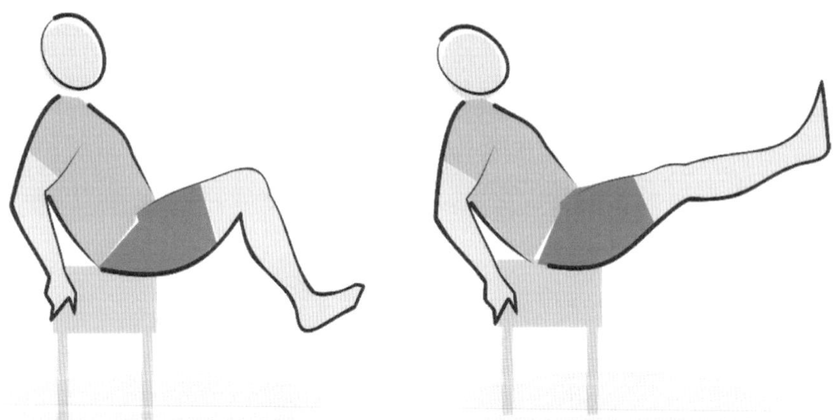

Gerne können Sie Ihre Beine bei Übungsausführung auch vollständig gestreckt in der Luft halten, um das Halten zu intensivieren. Wenn vorhanden, können Sie die Übung auch auf einem Hocker oder einer Bank durchführen, da diese in der Regel mehr Stabilität bieten als ein Bürostuhl.

Kräftigung der äußeren und inneren Hüftmuskeln

Setzen Sie sich etwa 20 bis 30 Zentimeter von der Wand entfernt auf den Boden. Wenn vorhanden, dürfen Sie natürlich gerne eine Matte oder Ähnliches unter Ihren Po legen. Nun strecken Sie beide Beine gegen die Wand und richten Ihren zurückgelehnten Oberkörper auf, wobei Sie sich mit Ihren Ellenbogen auf dem Boden abstützen. Anschließend winkeln Sie zuerst Ihr rechtes Bein an, das Sie auf Ihrem linken Bein, oberhalb des Knies, ablegen. Versuchen Sie dabei, Ihr rechtes Knie so weit wie möglich Richtung Boden zu drücken, um Ihre Hüften zu öffnen, Ihrem Psoas damit die Anspannung zu nehmen und ihm gleichzeitig Geschmeidigkeit zu verleihen. Halten Sie diese Position für 15 bis 20 Sekunden und wechseln Sie anschließend das Bein.

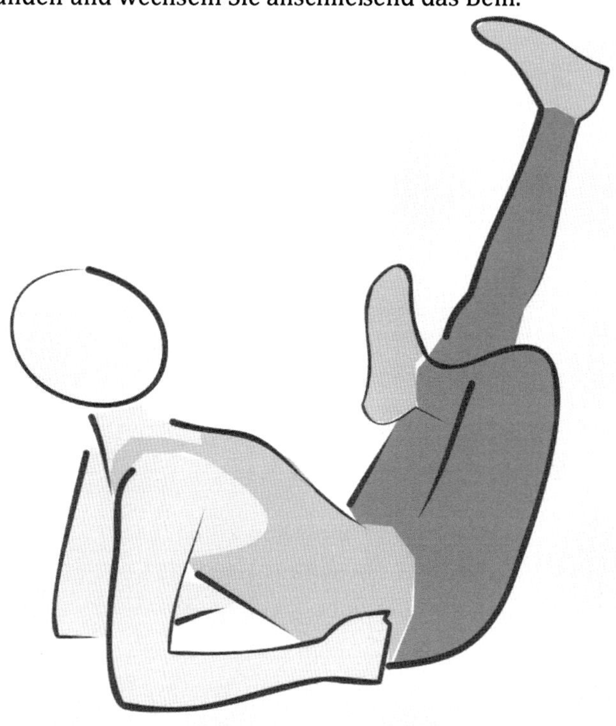

Oftmals helfen wippende Bewegungen, um die Hüfte noch weiter zu öffnen.

Kräftigung des Hüftbeugers im Wandsitz

Setzen Sie sich mit Ihrem Rücken gegen eine freie Wand. Wenn vorhanden, dürfen Sie natürlich gerne wieder eine Matte oder Ähnliches unter Ihren Po legen. Strecken Sie beide Beine vor sich aus und heben Sie nun im Wechsel jeweils ein Bein mit gestrecktem Knie für einige Zentimeter vom Boden ab. Bevor Sie wieder in die Ausgangsposition zurückkehren, halten Sie die Position für einen kurzen Moment, um die Intensität, mit der Ihr Psoas arbeiten muss, zu steigern. Damit kräftigen Sie nicht nur Ihren Psoas, sondern fördern auch seine Mobilität. Führen Sie insgesamt 10 bis 15 Wiederholungen pro Bein durch und wechseln Sie anschließend die Seite.

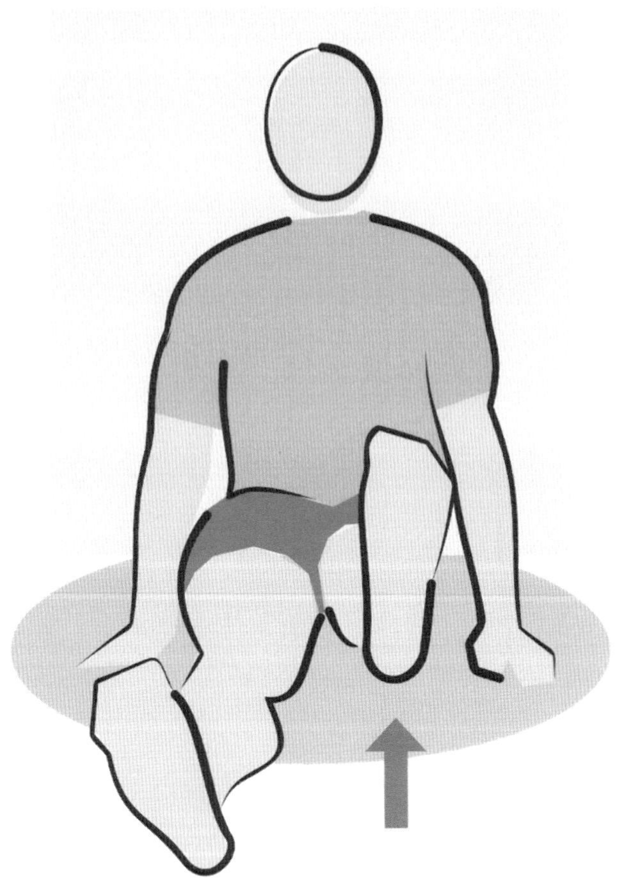

Seitliches Abspreizen der Hüfte

Stellen Sie sich neben der Wand oder Ihrem Bürostuhl aufrecht und schulterbreit auf und stützen Sie sich mit der linken Hand an Wand oder Stuhl ab. Verlagern Sie Ihr gesamtes Körpergewicht auf Ihren linken Fuß, der flach im Boden verankert ist. Spreizen Sie nun Ihr rechtes Bein zur Seite ab, um Ihren Psoas zu öffnen und damit zur seelischen Entkrampfung beizutragen. Halten Sie die Position für einen Augenblick und kehren Sie anschließend wieder in die Ausgangsposition zurück. Wiederholen Sie das seitliche Abspreizen 10- bis 15-mal pro Seite und wechseln Sie im Anschluss das Bein.

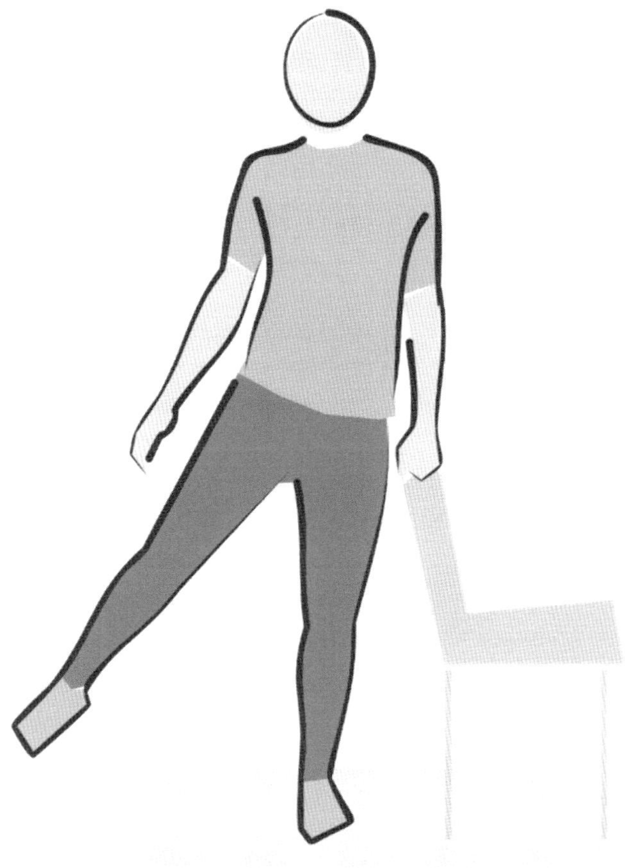

Das Aufstehen

Die Aufstehübung simuliert den Bewegungsablauf der Kniebeuge, mit dem Sie die Hüftbeugung von über 90 Grad sowie die kontrollierte Hüftstreckung, für die jeweils der Psoas verantwortlich ist, trainieren und damit zu seiner Flexibilität sowie Stabilität beitragen. Hierfür positionieren Sie Ihren Bürostuhl vor Ihrem Schreibtisch oder einer freien Wand. Anschließend setzen Sie sich gerade und aufrecht auf Ihren Bürostuhl, wobei Sie Ihre Füße etwas unterhalb der Knie platzieren und Ihre Füße hüftbreit auseinanderstellen. Ihre Hände stützen Sie vor Ihnen am Schreibtisch bzw. an der Wand ab. Anschließend kippen Sie Ihr Becken nach vorne Richtung Schreibtisch bzw. Wand, indem Sie Ihren Oberkörper nach vorne lehnen. Heben Sie nun Ihr Gesäß vom Stuhl ab und stehen Sie auf. Sobald Sie vom Bürostuhl aufgestanden sind und Ihren Körper gerade aufgerichtet haben, bereiten Sie die Abwärtsbewegung vor, um wieder in die Ausgangsposition zu kommen. Strecken Sie hierfür Ihr Gesäß nach hinten, lehnen Sie Ihren Oberkörper nach vorne und setzen Sie sich wieder.

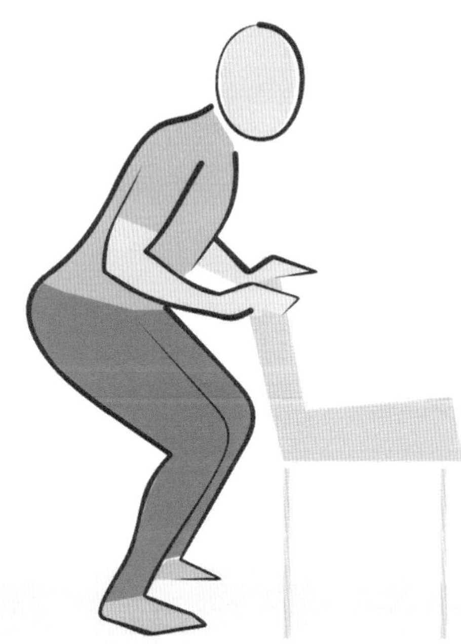

GESUNDE ROUTINEN ETABLIEREN

Routinen – jeder kennt sie und jeder hat sie. Per se sind Routinen weder immer gut noch immer schlecht. Denn grundsätzlich sind Routinen nichts weiter als Handlungen, die zu Gewohnheiten werden, sobald wir sie wiederholt ausführen. Sie nehmen uns Entscheidungen im Alltag ab und schenken uns auch in neuen Situationen Struktur, wodurch sie erheblich zur Minimierung unseres Stresslevels beitragen.

Neben all den guten Routinen und Gewohnheiten schleichen sich jedoch über kurz oder lang immer einmal wieder schlechte Gewohnheiten in unser Leben, die wir nur dann verändern können, wenn wir sie uns auch wirklich eingestehen. Denn jeder von uns tut tagtäglich Dinge, die uns in Wahrheit gar nicht guttun. Ob wir diese Dinge nun ganz bewusst oder unbewusst ausüben, ist letzten Endes gleichgültig. Wichtig ist nur, dass wir unsere schlechten Routinen anerkennen und ein Bewusstsein dafür entwickeln, was wir tagein, tagaus tun. Und um unsere Routinen und Gewohnheiten und ihre Auslöser besser erkennen und die schlechten Gewohnheiten auf lange Sicht ablegen zu können, kann uns zum Beispiel die sogenannte **Habit Scorecard** helfen.

Bei der Habit Scorecard notieren Sie jede einzelne Routine, die Sie im Verlauf des Tages ausüben. Hierzu zählen auch die Gewohnheiten, die Sie unmittelbar nach dem Aufstehen bzw. vor dem Schlafengehen ausführen – wie zum Beispiel das Machen des Bettes oder das Schreiben in ein Tagebuch. Beobachten Sie dafür jede einzelne Routine, die Ihnen in Ihrem Tagesablauf auffällt, und notieren Sie diese über einen Zeitraum von 31 Tagen. Am besten erstellen Sie dafür eine Tabelle oder markieren gute und schlechte Routinen in verschiedenen Farben bzw. halten diese in unterschiedlichen Tabellenspalten fest. Grundsätzlich können Sie gute von schlechten Routinen abgrenzen, indem Sie sich selbst fragen, ob die Handlungen Sie Ihrem persönlichen Ziel näherbringen oder Sie davon entfernen.

Meine Habit Scorecard

Tag 1

12 1 2 3 4 5 6 7 8 9 10 11

Eine weitere gute Möglichkeit, um sich seinen Routinen bewusster zu werden und gesunde Routinen zu etablieren, ist die Aufnahme einer **produktiven Morgenroutine**. Oftmals ist unser Alltagsleben so stressig und hektisch, dass wir bereits am Morgen den kleinen und so wichtigen Dingen im Leben zu wenig Aufmerksamkeit schenken. Nachdem wir den Wecker am Morgen wieder einmal mehrfach ignoriert haben, um fünf Minuten länger schlafen zu können, verlassen wir dehydriert und mit leerem Magen das Haus. Notgedrungen halten wir beim Bäcker um die Ecke an, um unseren Bauch zwischen Tür und Angel mit einem belegten Sandwich zu befüllen. Dabei könnten wir uns bereits am Abend zuvor ein leckeres und gesundes Frühstück oder ein nährstoffreiches Mittagessen für den nächsten Tag zubereiten, im Kühlschrank zwischenlagern und am nächsten Morgen nur noch in unsere Tasche packen. Mit einem Glas Wasser direkt nach dem Aufstehen starten wir zudem viel besser in den Tag und die erfrischende Dusche im Anschluss gibt uns den letzten Wachkick, den wir so dringend benötigen.

Doch nicht nur eine produktive Routine am Morgen, sondern auch eine **erholsame Routine am Abend** ist entscheidend, um unser Gedankenkarussell des Tages zur Ruhe kommen zu lassen. Hierbei sorgen unter anderem eine leckere Tasse Tee und einige Seiten des neuen Lieblingsbuches für Entspannung. Sobald wir beides dann noch mit einer tiefen Atmung kombinieren, werden wir ganz schnell feststellen, dass wir tiefenentspannt ins Traumland sinken können.

Die Wochentagsroutine

Um den Einstieg in eine neue und gesunde Routine zu erleichtern, verfolgen Sie doch einfach einmal die nachfolgende Daily Routine für die nächste Arbeitswoche. Schnell werden Sie feststellen, dass es gar nicht so schwer ist, gesunde Routinen in Ihren Alltag zu etablieren.

Morgenroutine

- Finger weg vom Snooze-Button und sofort nach dem ersten Weckerklingeln aufstehen. Legen Sie Ihren Wecker vor dem Schlafengehen doch einmal auf der anderen Seite des Schlafzimmers ab, sodass Sie am nächsten Morgen aufstehen müssen, um diesen auszuschalten.
- Trinken Sie sofort nach dem Aufstehen mindestens 250 ml Wasser oder probieren Sie doch einmal das nachfolgende Rezept aus:

Rezept: Leckeres Ingwer-Zitronen-Wasser

Zutaten für 1 Liter: 2 daumengroße Bio-Ingwerstücke, 2 Zitronen

1. Spülen Sie die Ingwerwurzeln gründlich ab und schneiden Sie diese entweder in kleine Scheiben oder zerreiben Sie die Knollen.
2. Gießen Sie 1 Liter kaltes und frisches Wasser über den Ingwer und lassen Sie alles für etwa 15 Minuten ziehen.
3. In der Zwischenzeit halbieren Sie die Zitronen und pressen den Saft aus jeweils zwei Hälften. Die übrigen zwei Hälften schneiden Sie in Scheiben.
4. Geben Sie den Zitronensaft sowie die Scheiben in das Ingwerwasser und lassen Sie alles für einige Minuten ziehen.
5. Wenn Sie möchten, können Sie den Ingwer und die Zitronen anschließend aus dem Wasser herausholen.
6. Optional: Geben Sie einige Eiswürfel und etwas Agavendicksaft hinzu.

- Nehmen Sie eine erfrischende Dusche, um Ihren Blutkreislauf anzuregen. Wie wäre es, wenn Sie sich dafür eine Dusch-Playlist mit Liedern erstellen, die Ihnen sofort gute Laune bereiten?

	• Führen Sie bei Bedarf ein Dankbarkeitstagebuch, in dem Sie jeden Morgen drei Dinge notieren, auf die Sie sich am heutigen Tag freuen.
Die Routine für zwischendurch	• Machen Sie zwischendurch immer einmal wieder Entspannungsübungen, um sowohl Körper als auch Geist etwas Gutes zu tun. Hierfür eignen sich die Übungen aus dem Psoas-Trainingsguide aus dem Kapitel „Mobilisation & Entspannung" hervorragend. • Atmen Sie mindestens fünfmal pro Tag ganz tief und bewusst durch. So könnten Sie zwischendurch zum Beispiel die Atemübungen aus dem Psoas-Trainingsguide aus dem Kapitel „Der Psoas & die Atmung" durchführen. • Wenn Sie am Computer arbeiten, schauen Sie in regelmäßigen Abständen in die Ferne und entspannen Sie Ihre Augen. Vergessen Sie außerdem nicht, zwischendurch immer einmal wieder die Position zu ändern und aufzustehen, um Ihren Psoas ein wenig zu entlasten. • Massieren Sie Ihre Schläfen, um einem Mittagstief entgegenzuwirken. • Bewegen Sie sich zwischendurch so viel wie möglich. Jeder Schritt zählt. • Vergessen Sie nicht, zu trinken.
Abendroutine	• Bereiten Sie sich eine Tasse Ihres Lieblingstees zu. • Lassen Sie den Fernseher aus, legen Sie Ihr Handy zur Seite und lesen Sie stattdessen ein gutes Buch. • Vermeiden Sie Blaulicht. • Machen Sie Atem- und Entspannungsübungen, um zur Ruhe zu kommen (siehe Kapitel „Psoas-Trainingsguide"). • Präparieren Sie Frühstück und Mittagessen für den nächsten Tag, wenn Sie morgens keine Zeit dafür haben, oder probieren Sie doch einmal das nachfolgende Rezept aus: **Rezept: Overnight Oats** Zutaten für 1 Portion: 40 g Haferflocken, 100 ml Milch nach Wahl, 40 g Joghurt nach Wahl, 1 EL geschrotete Leinsamen, 1 TL Honig, Toppings (z. B. Nüsse, Erdbeeren, Heidelbeeren, Banane) 1. Geben Sie am Abend einfach alle Zutaten in ein verschließbares Gefäß und platzieren Sie dieses ohne Umrühren über Nacht im Kühlschrank.

2. Am nächsten Morgen können Sie beliebig viele Toppings auf die Overnight Oats geben, alles verrühren und anschließend genießen.

- Führen Sie bei Bedarf ein Dankbarkeitstagebuch, in dem Sie jeden Abend drei Dinge notieren, für die Sie am heutigen Tag dankbar waren.

Bonus

In 4 Wochen zu Stabilität, Mobilität & Balance

Die Psoas-Challenge

Woche 1

Tag 1	**Stabilisation & Flexibilität:** Dead Bug, Seitenstütz, Crawling, Bird Dog, Katze-Kuh, Der Schmetterling, Der Baum
Tag 2	**Trainingstag für die Oberschenkelvorderseite und den Gluteus Maximus:** Kniebeuge, Ausfallschritte, Hip Thrusts, Step-Ups, Glute Flutter Kicks
Tag 3	**Trainingstag für die Core-Muskulatur & die Schultern:** Flutter Kicks, Bicycle Crunches, Plank, Russian Twist, Schulterdrücken, Seitheben, Y-Raise
Tag 4	**Mobilisation & Entspannung:** Das Krokodil, Der liegende Held, Lendenhandtuch, Die tiefe Bauchatmung, Die Entspannungsatmung
Tag 5	**Pause** – Zeit für neue Routinen, für das Aufspüren und Lösen von Triggerpunkten, für Massagen
Tag 6	**Ganzkörpertraining:** Kniebeuge, Box Jumps, Face Pulls, Pike Push-Ups, Superman, Side Plank, V-Crunches
Tag 7	**Faszientraining:** Übung 1 & Übung 2 Oberer Rücken, Übung 1 & Übung 2 Unterer Rücken, Übung 1 & Übung 2 Vorderer Oberschenkel

Woche 2

Tag 8	**Stabilität & Dehnung:** Face Pulls, Schulterheben vom Stuhl, Lendenhandtuch, Bird Dog, Statischer kniender Psoas-Stretch, Windhaltung, Das Dreieck
Tag 9	**Pause –** Zeit für neue Routinen, für das Aufspüren und Lösen von Triggerpunkten, für Massagen
Tag 10	**Trainingstag für die Oberschenkelvorderseite:** Kniebeuge, Ausfallschritte, Statischer Wandsitz, Bulgarian Split Squats
Tag 11	**Trainingstag für die Core-Muskulatur:** Flutter Kicks, Bicycle Crunches, V-Crunches, Russian Twist, Plank
Tag 12	**Mobilisation & Entspannung:** Katze-Kuh, Scheibenwischer, Das Krokodil, Der liegende Held, Lendenhandtuch, Die tiefe Bauchatmung, Die Entspannungsatmung
Tag 13	**Pause –** Zeit für neue Routinen, für das Aufspüren und Lösen von Triggerpunkten, für Massagen
Tag 14	**Trainingstag für die Schultern & das aufrechte Sitzen:** Schulterdrücken, Seitheben, Face Pulls, Schulterheben vom Stuhl, Pull Apart

Woche 3

Tag 15	**Trainingstag für den Gluteus Maximus:** Hip Thrusts, Single-Leg Hip Thrusts, Donkey Kicks, Step-Ups, Glute Flutter Kicks
Tag 16	**Entspannung:** Die Schulterbrücke, Der liegende Held, Der Krieger I, Das Kind, Die Schulterbrücke, Fantasiereise, Die Feueratmung
Tag 17	**Pause –** Zeit für neue Routinen, für das Aufspüren und Lösen von Triggerpunkten, für Massagen
Tag 18	**Trainingstag für die Core-Muskulatur:** Flutter Kicks, Bicycle Crunches, V-Crunches, Russian Twist, Plank
Tag 19	**Faszientraining:** alle Übungen
Tag 20	**Balancetraining:** Ausfallschritte, Bulgarian Split Squats, Single-Leg Hip Thrusts, Side Plank, Der Baum

Tag 21	**Pause –** Zeit für neue Routinen, für das Aufspüren und Lösen von Triggerpunkten, für Massagen

Woche 4

Tag 22	**Trainingstag für die Schultern & das aufrechte Sitzen:** Schulterdrücken, Seitheben, Face Pulls, Schulterheben vom Stuhl, Pull Apart, Lendenhandtuch
Tag 23	**Stabilität, Flexibilität & Dehnung:** Dead Bug, Seitenstütz, Crawling, Bird Dog, Katze-Kuh, Der Schmetterling, Der Baum, Statischer kniender Psoas-Stretch, Windhaltung, Das Dreieck
Tag 24	**Mobilisation & Entspannung:** Katze-Kuh, Scheibenwischer, Das Krokodil, Der liegende Held, Lendenhandtuch, Die tiefe Bauchatmung, Die Feueratmung, Die Entspannungsatmung
Tag 25	**Pause –** Zeit für neue Routinen, für das Aufspüren und Lösen von Triggerpunkten, für Massagen
Tag 26	**Ganzkörpertraining:** Kniebeuge, Ausfallschritte, Donkey Kicks, Frontheben, Face Pulls, Pike Push-Ups, Superman, Russian Twist, Plank
Tag 27	**Faszientraining:** alle Übungen
Tag 28	**Entspannung:** Die Schulterbrücke, Der liegende Held, Der Krieger I, Das Kind, Die Schulterbrücke, Fantasiereise, Die tiefe Bauchatmung, Die Entspannungsatmung, Die Feueratmung

Anmerkung: Sollten Sie in der Vergangenheit Erfahrungen mit traumatischen Erlebnissen gemacht haben, integrieren Sie gerne noch TRE-Übungen aus dem Kapitel „Traumaforschung & warum der Psoas Körpererfahrungen speichert" in Ihre 4-Wochen-Challenge. Darüber hinaus können und sollten Sie auch die Übungen und Tricks aus dem Kapitel „Das Psoas-Büro-Training" in Ihre Challenge miteinbeziehen, insofern Sie in der Arbeit übermäßig viel sitzen.

Nie wieder unterschätzt: Der Psoas

Unser Psoas ist ein wahrer Strippenzieher, der tief verborgen im Unterbauch liegt und mit einer Vielzahl von anderen wichtigen Akteuren in Verbindung steht. Von einigen Menschen unterschätzt und für andere vollkommen unbekannt, steht der Psoas praktisch im Zentrum unserer Aktivitäten, da er an der Mehrheit unserer täglichen Bewegungen beteiligt ist.

Der Psoas ist im menschlichen Körper die einzige muskuläre Verbindung zwischen Wirbelsäule und den Oberschenkelknochen, wodurch er eine Art Brücke zwischen Ober- und Unterkörper schlägt. Aus funktioneller Sicht ist der Lenden-Darmbeinmuskel unser wichtigster und zugleich stärkster Hüftbeuger, der eine Hüftbeugung von über 90 Grad ermöglicht, die Hüftstreckung kontrolliert und über eine Menge an faszialen Verbindungen zu anderen Regionen des Körpers verfügt. Darüber hinaus ist der Psoas, durch unsere Faszien, mit unserem Zwerchfell verknüpft, wodurch er einen direkten Einfluss auf unsere Atmung ausübt und somit einen wichtigen Beitrag zur Sauerstoffversorgung leistet. Infolge seiner zentralen und tiefen Stellung im menschlichen Körper sowie seinen zahlreichen und bedeutsamen Verknüpfungen hat sich der Lenden-Darmbeinmuskel seinen Spitznamen als Seelenmuskel wirklich verdient. Denn besser als jeder andere Muskel erinnert uns der Psoas immer wieder daran, dass Körper und Geist in einem permanenten Wechselspiel miteinander stehen.

Als Spiegel unserer Seele sendet uns der Psoas Signale, sobald Anspannung und Verkürzung an die Stelle eines harmonischen Gleichgewichts getreten sind. Solange wir physisch und psychisch gesund sind, kann der Psoas all seinen wichtigen Aufgaben und Funktionen ungehindert nachgehen. Doch sobald unser Alltag von Stress, Hektik, Anspannung, Leid, Angst, Trauma, langem Sitzen in den immer selben Körperpositionen und mangelnder Bewegung geprägt ist, verfällt unser Körper in eine Art Fluchtmodus, wobei unser Psoas dauerhaft in einem angespannten Zustand verharrt.

Nimmt dieser Zustand Überhand, können chronische muskuläre Anspannungen die Folge sein, woraus sich längerfristig unerklärliche Rückenschmerzen, Beschwerden im Ischias, Verdauungsprobleme, eine erhöhte Atemfrequenz und/oder hormonelle Beschwernisse entwickeln. Da der Psoas als Sammelbecken tief verwurzelter Gefühle gilt, können neben körperlichen Folgen auch emotionale Störungen entstehen, zu denen etwa Depressionen, Panikattacken, Belastungsstörungen, Suchtkrankheiten oder Schlafstörungen zählen.

Ein verspannter, vernachlässigter und/oder verkürzter Psoas macht sich nicht immer unmittelbar bemerkbar, sondern bringt seine Beschwerden vielmehr durch andere Netzwerkpartner zum Ausdruck. Denn der Psoas ist ein wahrer Teamplayer, der seine Bestform erst im Einklang mit anderen Körperregionen abrufen kann. Darüber hinaus verursacht ein angespannter oder schwacher Psoas damit jedoch nicht nur im Bereich von Lende und Darm Schmerzen, sondern löst oftmals auch in anderen Regionen Schmerzsignale aus – so etwa in den Leisten, in der Lendenwirbelsäule, dem unteren Rücken, den Oberschenkeln oder im Gesäß. Sobald es in unserem Körper zu Dysbalancen kommt, können bereits einfache Bewegungen in diesen Körperregionen zu echten Herausforderungen werden, da sie mit großen Beschwerden einhergehen.

Doch auch wenn ein angeschlagener Psoas unseren Alltag zweifellos unheimlich erschweren kann, ist es niemals zu spät, den Psoas und andere Bereiche des Körpers gezielt zu trainieren, zu behandeln und zu massieren, bei akuten Beschwerden Erste Hilfe zu leisten und alles daranzusetzen, die Gesundheit, Mobilität, Stabilität, Flexibilität sowie Stärke des Psoas wieder herzustellen.